Verena Stockfisch

Deutsche Notfallmedizin im Spannungsfeld von Ethik und Ökonomie

Auswirkungen des fehlenden Facharztes für Notfallmedizin auf die Qualität der Patientenversorgung

disserta Verlag

Stockfisch, Verena: Deutsche Notfallmedizin im Spannungsfeld von Ethik und Ökonomie: Auswirkungen des fehlenden Facharztes für Notfallmedizin auf die Qualität der Patientenversorgung, Hamburg, disserta Verlag, 2015

Buch-ISBN: 978-3-95425-916-8
PDF-eBook-ISBN: 978-3-95425-917-5
Druck/Herstellung: disserta Verlag, Hamburg, 2015
Covermotiv: © laurine45 – Fotolia.com

Bibliografische Information der Deutschen Nationalbibliothek:
Die Deutsche Nationalbibliothek verzeichnet diese Publikation in der Deutschen Nationalbibliografie; detaillierte bibliografische Daten sind im Internet über http://dnb.d-nb.de abrufbar.

© disserta Verlag, Imprint der Diplomica Verlag GmbH
Hermannstal 119k, 22119 Hamburg
http://www.disserta-verlag.de, Hamburg 2015
Printed in Germany

Zusammenfassung

Der fehlende Facharzt für Notfallmedizin in Deutschland bietet seit Jahren Diskussionsstoff. Im europäischen Vergleich gehört Deutschland zu den wenigen Ländern ohne Facharztstatus und ohne Etablierung der Notfallmedizin als eigene Fachdisziplin. Die präklinische Patientenversorgung gilt allgemein als beispielhaft, die innerklinische Notfallversorgung jedoch als vernachlässigt. Aufgrund des föderalistischen Grundprinzips gibt es keine bundesweit einheitlichen Regelungen zu Ausbildungsinhalten, Finanzierung und Vorhaltung von Personal und Technik. Bundesland übergreifende evidenzbasierte Studien existieren nicht.

Das vorliegende Buch schafft einen ganzheitlichen Überblick über die notfallmedizinische Situation in Deutschland. Angesichts der Komplexität und Bedeutung der Thematik werden zunächst die Rahmenbedingungen der Notfallmedizin, d. h. die geschichtliche Entwicklung, Finanzstrukturen und rechtliche Aspekte, ausführlich dargestellt, um ein Verständnis für die darauf folgende Beschreibung der präklinischen und innerklinischen Versorgung aufzubauen. Konkret werden theoretische Ausbildungsinhalte der derzeit in Deutschland gültigen Zusatzweiterbildung und der in Europa standardisierten Facharztausbildung aufgezeigt. Der Praxisnähe dienen ein Vergleich im internationalen Kontext mit Fokus auf Frankreich sowie eine eigene Studie und Expertenbefragungen. Ziel der Untersuchung ist es, neben dieser umfassenden Situationsbeschreibung die Auswirkungen des fehlenden Facharztes für Notfallmedizin auf die Qualität der präklinischen und innerklinischen Patientenversorgung darzustellen, mögliche Lösungsansätze für erörterte Probleme aufzuzeigen und in Resümee die Notwendigkeit des Facharztstatus' sowie die damit einhergehende Etablierung der Notfallmedizin als eigene Fachdisziplin zu plausibilisieren.

Summary

For years, there has been an ongoing debate about the training and certification of emergency physicians in Germany. In Europe, Germany belongs to a few countries where physicians working in the field of emergency medicine (EM) do not complete their training as a specialist but rather receive an acknowledgement of further training in emergency medicine. Meanwhile, EM as a medical discipline remains unestablished. In comparison to the widely recognised prehospital patient care, experts regard clinical critical care rather unattended. Due to the German federalist principle, there is no nationwide homogeneous regulation for training concepts, funding and provision for personnel and equipment. Nationwide standardised, evidence-based studies do not exist.

This book gives a broad overview about the situation of emergency medicine in Germany. In view of the topic's complexity and importance, readers will first of all get a detailed insight into EM general framework and basic conditions. Thus, historical development, financial structures und legal aspects in Germany are specified to gain comprehension for the situation of preclinical and clinical patient care. Following, theoretical contents of current further training in Germany are compared with the European curriculum for emergency physicians. The pragmatic approach contains a description of EM in an international context, especially France, as well as an own study and expert consultation.

Besides this extensive status report, it is the aim of this study to describe the effects of the missing emergency physician on the quality of preclinical and clinical patient care and to show alternative solutions for resulting problems. Finally, a conclusion about the necessity for adopting the certification of emergency physicians as in Anglo-American states and for establishing emergency medicine as a specialty board shall be drawn.

I. Inhaltsverzeichnis

II. Liste der Abbildungen

III. Liste der Abkürzungen

AAEM	Austrian Association of Emergency Medicine
AED	Automatisierter Externer Defibrillator
ACS	Acute Coronary Syndrom
ÄLRD	Ärztlicher Leiter Rettungsdienst
AMI	Akuter Myokardinfarkt
APS	Angina Pectoris
ASB	Arbeiter Samariter Bund
BÄK	Bundesärztekammer
BGB	Bundesgesetzbuch
BMI	Bundesministerium des Inneren
BW	Bundeswehr
CAMAM	Caisse Nationale d'Assurance Maladie de professions indépendantes
CCAM	Classification commune des actes médicaux
CIRS	Critical Incident Reporting System
CCMU	Classification clinique de malades des urgences
CMU	Couverture maladie universelle
CNAMTS	Caisse Nationale de l'assurance maladie des travailleurs salariés
CPAMTS	Caisses Primaires d'mssurances maladie
CPU	Chest Pain Unit
CV	Cardio Version
CDU	Clinical Decision Unit
DGINA	Deutsche Gesellschaft Interdisziplinäre Notfall- und Akutmedizin
DGU	Deutsche Gesellschaft für Unfallchirurgie
DGzRS	Deutsche Gesellschaft zur Rettung Schiffbrüchiger
DIVI	Deutsche Interdisziplinäre Vereinigung für Intensiv- und Notfallmedizin
DLRG	Deutsche Lebensrettungsgesellschaft
DRF	Deutsche Rettungsflugwacht
DRG	Diagnosis Related Groups
DRK	Deutsches Rotes Kreuz
EBM	Einheitlicher Bewertungsmaßstab
EM	Emergency Physician
EUSEM	European Society for Emergency Medicine

ESC	European Society of Cardiology
GG	Grundgesetz
GKV	Gesetzliche Krankenversicherung
GoA	Geschäftsführung ohne Auftrag
GVWD	Grenzverweildauer
HI	Herzinsuffizienz
HKL	Herzkatheterlabor
HRS	Herzrhythmusstörung
IABP	Intraaortale Ballonpumpe
ICD	International Statistical Classification of Diseases and related Health Problems
InEK	Institut für Entgeltleistungen im Krankenhaus
ITH	Intensivtransporthubschrauber
ITS	Intensivstation
ITW	Intensivtransportwagen
JUH	Johanniter Unfallhilfe
KHEntG	Krankenhausentgeltgesetz
KIS	Krankenhausinformationssystem
KTW	Krankentransportwagen
KV	Kassenärztliche Vereinigung
LÄK	Landesärztekammer
LÖ	Lungenödem
MANV	Massenanfall von Verletzten
MBO	(Muster-) Weiterbildungsordnung
MHD	Malteser Hilfsdienst
MKB	(Muster-) Kursbuch Notfallmedizin
M&M	Mortalität und Morbidität
MSA	Mutualité sociale agricole
MTS	Manchester Triage System
MVZ	Medizinisches Versorgungszentrum
NACA	National Advisory Committee for Aeronautics
NEF	Notarzteinsatzfahrzeug
NHS	National Health System
NRettDG	Niedersächsisches Rettungsdienstgesetz
NSTEMI	Non-ST-elevation myocardial infarction
OPS	Operationen- und Prozedurenschlüssel
PCI	Percutaneous coronary intervention
POCT	Point-of-care-testing

RA	Rettungsassistent
RDG BW	Rettungsdienstgesetz Baden-Württemberg
RPU	Résumé de passage aux urgence
RS	Rettungssanitäter
RTH	Rettungstransporthubschrauber
RTW	Rettungswagen
SAMU	Service d'aide médicale urgente
SBZ	Sowjetische Besatzungszone
SGBV	Sozialgesetzbuch V
SGNOR	Schweizerische Gesellschaft für Notfall- und Rettungsmedizin
SMH	Schnelle Medizinische Hilfe
SMUR	Service mobile d'urgence et de réanimation
SOP	Standard Operating Procedure
STEMI	ST-elevation myocardial infarction
StGB	Strafgesetzbuch
StPO	Strafprozessordnung
STU	Stroke Unit
StVO	Straßenverkehrsordnung
TEE	Transösophageale Echokardiographie
THW	Technisches Hilfswerk
VWD	Verweildauer
ZNA	Zentrale Notaufnahme

1. Einleitung

Der fehlende Facharztstatus für Notfallmedizin in Deutschland lässt Ärzteschaft, Fachgesellschaften, Gesundheitsökonomen und Experten der Notfallmedizin stärker denn je über die Notwendigkeit und Realisierung der Einführung des Facharztes für Notfallmedizin und der damit einhergehenden Etablierung der Notfallmedizin als eigene Fachdisziplin diskutieren. Auf der einen Seite genießt Deutschland international den Ruf, über ein exzellentes präklinisches Versorgungssystem dank seiner Infrastruktur des Rettungsdienstes zu verfügen.[1] Andererseits bemängeln in Notaufnahmen tätige Ärzte die Vernachlässigung der innerklinischen Notfallversorgung. Somit werfen steigender Fachärztemangel gerade in Fachdisziplinen mit hoher notfallmedizinischer Relevanz,[2] die infrastrukturell bedingte Unterversorgung von Notfallpatienten vor allem in strukturschwachen Regionen sowie hohe Letalitätszahlen in Fächern der Akutmedizin wie der Kardiologie die Frage auf,[3] inwieweit Realität und Status-quo Beschreibung übereinstimmen. Ziel dieses Buches ist es, eine umfassende Situationsbeschreibung zum derzeitigen Stand der notfallmedizinischen Versorgung in Deutschland abzugeben, Probleme aufzuzeigen und mögliche Lösungsansätze zu erörtern. Zur Verständnisgenerierung wird zunächst auf die geschichtliche und sozio-ökonomische Entwicklung des deutschen Rettungswesens sowie auf die finanziellen und medizinrechtlichen Rahmenbedingungen eingegangen. Folgend werden detailliert personale, technische und organisatorische Ressourcen sowohl im präklinischen als auch im innerklinischen Bereich beschrieben. Hierfür finden Ausbildung des ärztlichen und nichtärztlichen Personals, Ausstattung und Organisation des Rettungsdienstes sowie Konzepte einer interdisziplinären zentralen Notaufnahme besondere Gewichtung. Im Kontext der EU-Binnenmarkt-Harmonisierung im Gesundheitsbereich wird Deutschland in den internationalen Vergleich schwerpunktmäßig mit Frankreich gestellt. Zur Untermauerung wissenschaftlicher Thesen erfolgte eine Studie zur Aussage über die Versorgung notfallmedizinischer Patienten mit Verdachtsdiagnose Myokardinfarkt im urbanen und im ländlichen Bereich eines repräsentativen Bundeslandes. Weiterhin konnte Expertenwissen eingeholt werden, um theoretischen Aspekten realitätsnahe Einschätzungen zugrunde zu legen. In Resümee soll geschlussfolgert werden, welche Auswirkungen der fehlende Facharzt für Notfallmedizin auf die Qualität der prä- und innerklinischen Notfallversorgung von Akutpatienten hat, welches Problem- bzw. Konfliktpotential sich hinter der Thematik verbirgt und welche Alternativen und Lösungstrends sich für die Notfallmedizin in Deutschland abzeichnen, um einer qualitativ hochwertigen und notwendigen Versorgung von Notfallpatienten gerecht zu werden.

---

[1] Vgl. Nihues [2012], S. 5.
[2] Vgl. Blum/Löffert [2010], S. 10.
[3] Vgl. Health Power House [2014], S. 10.

2. Geschichtliche Entwicklung der Notfallmedizin

Struktur und Organisation des deutschen Rettungswesens korrelieren stark mit der polithistorischen Entwicklung in Deutschland, vor allem mit Blick auf die Jahre der Nachkriegszeit. Der folgende geschichtliche Abriss soll Aufschluss über die Entwicklung der Notfallversorgung und den sich daraus ergebenen sozio-ökonomischen, medizinisch-inhaltlichen und länderrechtlichen Konsequenzen für den gegenwärtigen Rettungsdienst geben.

Die geschichtliche Entwicklung der Notfallversorgung hat im Laufe der Jahrhunderte eine starke Veränderung durchlaufen. Galten im christlichen Mittelalter Unfälle und Krankheiten noch als schicksalshafte Gottesprüfung oder -strafe, für die lebensrettende Maßnahmen nicht vorgesehen waren oder gar als Gotteslästerung verstanden wurden, formte sich das Weltbild im 17. Jahrhundert dahingehend, dass zumindest ehrenamtliche Laienhilfe (oft durch kirchliche Träger) nicht mehr unter Strafe stand.[4] Erst später änderte sich das gesellschaftliche und religiöse Verständnis; die erste Lebensrettungsgemeinschaft für Ertrinkende in Amsterdam steht exemplarisch für diesen Wandel.[5] Die Notfallbehandlung war zu diesem Zeitpunkt noch weit entfernt von den heutigen medizinisch-therapeutischen Ansätzen. Laienhilfe beschränkte sich auf Zuspruch im Sinne der Nächstenliebe und auf die Versorgung von Wunden. Erst mit der Industrialisierung im 19. Jahrhundert etablierten sich erste Hilfsgesellschaften nach dem Samariterprinzip: europäischer Vorreiter ist Österreich, wo 1863 die erste Rettungsgesellschaft gegründet und durch Spenden finanziert wurde, wodurch der Weg von der Laienhilfe zur Spezialisierung und Professionalisierung der Notfallversorgung geebnet wurde.[6] 1908 fand der erste Kongress für Rettungswesen in Frankfurt statt, in der die präklinische Notfallversorgung erstmals als Sonderwissenschaft im Zuge der Aufklärung diskutiert wurde.[7] Eine Professionalisierung des Rettungsdienstes wurde jedoch von der Ärzteschaft vor allem aus Angst vor Konkurrenz aus dem nichtärztlichen Bereich abgelehnt, und zahlreiche Rettungsgesellschaften stellten Anfang des 20.Jahrhunderts ihre Dienste ein.[8] Laut Goldmann waren die Hauptgründe hierfür die derzeit vorherrschende „Deutungsunsicherheit in der Medizin über Leben und Tod, Abhängigkeit von spätabsolutistischen Regierungen, fortwährende Kosten-Nutzen-Frage der Bereitschaftsorganisation (...) bei geringer Ereigniswahrscheinlichkeit sowie

---

[4] Vgl. Enke [2009], S. 7 f.
[5] Vgl. Kessel [2008], S. 17.
[6] Vgl. Krieter [2009], S. 57.
[7] Vgl. Berg [2010], S. 9.
[8] Vgl. Krieter [2009], S. 57.

geringe medizinisch-therapeutische Innovationen".[9] Die stärkere Mobilisierung der Gesellschaft im 19. Jahrhundert ließ die Zahl der Unfallverletzten steigen, womit ein weiterer Wandel in der präklinischen Versorgung einherging. Als Konsequenz wurde die strukturelle sowie personale Organisation des Rettungsdienstes begünstigt, und Krankentransporte wurden von Hilfsgesellschaften bzw. Erste-Hilfe-Vereinen wie dem Arbeiter-Samariter-Bund (ASB) oder dem Deutschen Roten Kreuz (DRK) mit ausgebildetem Hilfspersonal und unter ärztlicher Anweisung ausgeführt.[10] Diese Entwicklung wurde im II. Weltkrieg unterbrochen, da mit dem Ziel der Vereinheitlichung und Zentralisierung des Krankentransportwesens das DRK durch das nationalsozialistische Regime instrumentalisiert und sämtliche andere Hilfsorganisationen gesetzlich verboten wurden.[11] Im Zuge der Entnazifizierung kam es nach Beendigung des II. Weltkriegs zwar zur Auflösung und Neugründung des DRK durch die Alliierten, jedoch konnten sich nur wenige Hilfsorganisationen langsam neu organisieren, während das DRK sofort auf bestehende Strukturen wie Fuhrpark und Personal zurückgreifen und somit seine Monopolstellung sichern konnte.[12] Bereits zu diesem Zeitpunkt wurde der Grundstein für die heute vorherrschende oligopole Marktsituation gelegt, die privaten Unternehmen den Markteintritt erschwert und einer Ökonomisierung des Transportwesens mangels Wettbewerbsfähigkeit im Wege steht. Weiterhin wirkte sich der Föderalismus nachteilig auf die Organisation des Rettungswesens aus, sodass Deutschland heute zwar über ein flächendeckendes Rettungsdienst- und Notarztsystem verfügt, jedoch die Verantwortung für das Rettungswesen in den einzelnen Bundesländern liegt. Daher existieren 16 verschiedene Rettungsdienstgesetze mit unterschiedlichen Vorgaben und Richtlinien, beispielsweise zu Ausbildung, Hilfsfristen, Ausstattung der Rettungsmittel und Finanzierungsmodellen, mit großen Nachteilen für eine Standardisierung und Professionalisierung der Notfallmedizin.[13]

Im Gegensatz hierzu verhinderte die Zentralisierung des Rettungswesens innerhalb des neu gegründeten DRK in der Sowjetischen Besatzungszone (SBZ) eben diese Markt- und Systemheterogenität. So verfügte die spätere Deutsche Demokratische Republik (DDR) trotz Ärzteknappheit und mangelhaften Fuhrparks bereits nach wenigen Jahren über 46 Krankentransporte mit gut ausgebildeten Sanitätern, Feuerwehrleuten mit spezieller notfallmedizinischer Ausbildung, medizintechnischer Ausstattung und einem Meldesystem an das jeweils nächste Krankenhaus.[14] Das Ziel eines einheitlichen, flächendeckenden organisierten Rettungswesens wurde in der DDR bereits 1952 realisiert, in dem Fachärzte (neben Chirurgen zumeist Anästhesiologen

---

[9] Goldmann [2000], S. 84 f.
[10] Vgl. Kessel [2008], S. 19 f.
[11] Vgl. Krieter [2009], S. 58.
[12] Vgl. Kessel [2008], S. 29.
[13] Vgl. Krieter [2010], S. 59.
[14] Vgl. Kohlbach [1999], S. 68.

und Intensivmediziner) der einzelnen Polikliniken[15] zum Einsatz in der Schnellen Medizinischen Hilfe (SMH) verpflichtet wurden, die zudem im heute bekannten rendez-vous Prinzip von Schwestern und Pflegern sowie qualifizierten Krankentransporteuren unterstützt wurden. Großer Vorteil dieser Verstaatlichung und Zentralisierung war die zügige Kompensation von Personal- und Materialmangel, der Aufbau einer einheitlichen Versorgungsstruktur sowie die Basisschaffung für eine empirische Datenerhebung als Grundlage für Forschung und Entwicklung in der Notfallmedizin.[16] Diese Entwicklung sollte sich in der BRD mit deutlicher zeitlicher Verzögerung und zunächst nur in Ansätzen vollziehen. Dort wurde Ende der 60er Jahre die Notwendigkeit des zügigen Transports Verletzter zum Klinikum durch steigende Unfallzahlen einhergehend mit der wachsenden Kraftfahrzeugindustrie immer deutlicher, und erste professionelle Krankentransporte wurden in Heidelberg (Reiseomnibus) und Köln (Notarzteinsatzwagen) initiiert.[17] Zu dieser Zeit ergaben erste Studienergebnisse in der BRD, dass eine ärztliche notfallmedizinische Patientenversorgung zum frühestmöglichen Zeitpunkt starken Einfluss auf Mortalitäts- und Letalitätszahlen hat ('golden hour'), was entgegen des Widerstands seitens des DRK zu einer Professionalisierung der präklinischen Notfallversorgung und verbesserter technischer Ausstattung der Einsatzwagen führte. Die Einführung der ersten Rettungshubschrauber durch den ADAC ab 1970, der heute über 71 Luftrettungsstandorte verfügt, steht exemplarisch für die priorisierte Finanzierung der präklinischen Infrastruktur während dieser Zeit.[18] Das bis dato aus dem noch heute im anglo-amerikanischen Raum vorherrschende 'scoop-and-run' System, welches sich auf den schnellstmöglichen Transport der Patienten und Verletzten vom Notfallort in die Zielklinik vorrangig durch nichtärztliches Personal ('Paramedics') konzentriert, wurde neu beurteilt und letztlich durch das 'stay-and-play' Verfahren, d. h. der bestmöglichen notfallmedizinischen Versorgung durch ärztliches Personal, ersetzt und etabliert.[19] In den 90er Jahren wurde dieses Prinzip auf die Versorgung von Patienten mit bestimmten Krankheitsbildern wie Myokardinfarkt, Schlaganfall und Schädelhirntrauma während des Transports (insbesondere Interhospitaltransporte) ausgedehnt und teilweise in die Rettungsdienstgesetze der einzelnen Bundesländer übernommen. Nach wie vor besteht aufgrund der oben beschriebenen Entwicklung keine bundesweit einheitliche Regelung. Eine weitere Optimierung der ärztlichen präklinischen Notfallversorgung sollte 1984 mit dem Einsatz eines Ärztlichen Leiters in den Rettungsdienst (ÄLRD) durch Gesetzesbeschluss erreicht werden,[20] dessen

---

[15] Polikliniken der ehem. DDR sind im ambulanten Sektor vergleichbar mit Medizinischen Versorgungszentren (MVZ), die heute bundesweit zur Bündelung von medizinischer Fachkompetenz und zur Ökonomisierung etabliert werden.
[16] Vgl. Kohlbach [1999], S. 144.
[17] Vgl. Peter [2010], S. 12.
[18] Vgl. Kessel [2008], S. 62 ff; Vgl. Krieter [2009], S. 58 f.
[19] Vgl. Berg [2010], S. 10.
[20] Vgl. Peter [2010], S. 13.

Aufgabenspektrum im Kapitel *5.4.1 Notärztliche Tätigkeit* beschrieben wird. Leider lässt sich ein derartiger Aufbau bzw. Qualitätssprung in der klinischen Notfallmedizin nicht erkennen.

Heute, im 21. Jahrhundert zeichnet sich ein nahezu unverändertes Bild ab, jedoch kommt es im Zuge der EU-Gesundheitspolitik zu Harmonisierungsanstrengungen im Bereich der präklinischen Notfallversorgung, wodurch Themen wie Wettbewerbserhöhung durch Marktöffnung für private Unternehmen im Krankentransport, Finanzierung des Rettungsdienstes, medizinrechtliche Aspekte, aber vor allem auch die Frage nach Vereinheitlichung bestehender Strukturen und Organisationsformen sowie der Ausbildung des nichtärztlichen und ärztlichen Personals inklusive Kompetenzregelungen stärker denn je diskutiert werden. Auf diese Aspekte wird auf den folgenden Seiten detailliert eingegangen, um die Notwendigkeit der weiteren Professionalisierung der Notfallmedizin im präklinischen und klinischen Bereich zu untermauern und um Rückschlüsse auf die Notwendigkeit zur Einführung des Facharztes für Notfallmedizin in Deutschland ziehen zu können.

3. Finanzierung der Notfallversorgung

Die Finanzierung der Notfallversorgung ist vor dem Hintergrund der sektoralen Trennung zwischen Rettungsdienst, ambulanter und stationärer Versorgung sehr heterogen. Länderspezifische Qualitätsunterschiede in Ausbildung und medizintechnischem Einsatz (siehe Kapitel 7. *Fehler und Irrtümer in der Notfallmedizin*) sind negative Auswirkungen der Finanzierungsunterschiede im Rettungswesen.[21] Durchgehend unzureichend ist die Vergütung ambulanter und stationärer Notfallversorgung in den Krankenhäusern. So werden die meisten Notaufnahmen bzw. Rettungsstellen gemeinhin als Verlustgeschäft angesehen. Im Folgenden soll die Finanzierungssituation der notfallmedizinischen Versorgung im präklinischen wie im innerklinischen Bereich erarbeitet und der Frage nachgegangen werden, inwieweit die Etablierung der Notfallmedizin als eigene Fachdisziplin einer verbesserten Vergütung von notfallmedizinischen Leistungen in beiden Bereichen zuträglich ist. Alternativ werden mögliche Lösungsansätze zur Kompensation derzeitiger Probleme dargestellt.

3.1 Finanzierung der präklinischen Notfallversorgung

Anders als im klinischen Bereich erfolgt die Vergütung der präklinischen Versorgung nicht leistungsbezogen nach einem Fallpauschalensystem, sondern die Vergütungshöhe notfallmedizinischer Einsätze ist landesspezifisch in den kommunalen Gebührenverordnungen geregelt und somit von Diagnosen und Prozeduren unabhängig. Land bzw. Träger und Krankenkassen verhandeln jährlich die geplante Ressourcenvorhaltung mit einem Pauschalbetrag X, wovon sämtliche Rettungsmittel und Mitarbeiter finanziert werden können. Erlöse pro Transport spielen keine Rolle, da dieser Betrag X lediglich durch die Einsatzzahlen des Vorjahres geteilt wird, unabhängig vom Leistungsinhalt und Zeitaufwand des einzelnen Transports. Somit kommt es im laufenden Jahr zu einer Unter- oder Überdeckung in Abhängigkeit von den Schwankungen der Einsatzzahlen und der Bevölkerungsdichte. Eine transparente Kostenartenaufschlüsselung, d. h. eine detailgetreue und aussagekräftige Kosten-Nutzen-Analyse und ein damit ggf. mögliches Entgegensteuern bei Fehlentwicklungen ist somit nahezu unmöglich. Während die anfallenden Kosten der Leitstellen, Feuerwehren und Rettungsdienste vorrangig von den Kommunen, Kranken- und Unfallkassen getragen werden, finanziert sich der Notarztdienst über die Krankenkassen bzw. die Kassenärztliche

---

[21] Vgl. Nihues [2012], S. 43 f.

Vereinigung.[22] Vordergründig ist die Frage der Finanzierbarkeit der hohen personalen, medizintechnischen und medikamentösen Vorhaltekosten, die im Rettungsdienst anfallen.[23] So scheitert beispielsweise die Vorhaltung überlebenswichtiger Medikamente in der Akuttherapie (z. B. präklinische Lysegabe) zumeist an der fehlenden einheitlichen Regelung zur Kostenübernahme durch die Krankenkassen, da die Medikamentenvorhaltung durch den Rettungsdienst erfolgt. Problematisch ist in diesem Zusammenhang die fehlende Kostendeckung bei Überschreitung der Haltbarkeitsdauer von Medikamenten oder Verbrauchsmaterialien oder bei Versterben des Patienten vor Übergabe im Zielkrankenhaus. Ein leitliniengerechtes notärztliches Handeln ist aufgrund des Kostendrucks mangels Finanzierung durch die Kassen nicht möglich, und das Rettungsdienstpersonal muss, wenn Medikamente nicht aus Studien oder Spenden finanziert werden, auf eine optimale Behandlung bei Akutpatienten verzichten.[24] Alternative Lösungsvorschläge zur transparenten und effizienten Vergütung der Leistungen in Notfallbereitschaft sind eine Schätzung auf Basis der Vorjahreszahlen und Hochrechnung der geschätzten Vorhaltekosten für jede Versorgungsregion dividiert durch die zu versorgende Bevölkerung (in Anlehnung an das britische System) und ggf. die Kopplung an ein Bonussystem mit hinterlegten Leistungskennzahlen und Zielerreichungsgraden.[25] Laut Nihues sind Möglichkeiten zur Kostendeckung und Effizienzsteigerung der Vorhaltekosten der präklinischen Patientenversorgung die Reduzierung der Notarztindikationen und Notarztstandorte sowie die Schaffung einer einheitlichen Pauschalvergütung für Rettungswagen- und Notarztstandorte.[26] Dies setzt allerdings eine bundesweit einheitlich durchgeführte Studie über den Ist-Zustand insbesondere zur Versorgungsqualität im ländlichen Bereich (z. B. Einhaltung der Hilfsfristen und Letalitätszahlen) und die Kompetenzstärkung der hausärztlichen sowie nichtärztlichen Patientenversorgung in Anlehnung an die im anglo-amerikanischen Raum tätigen ‚Paramedics' voraus. Obschon mit der Einführung des Notfallsanitäters ein Schritt in diese Richtung unternommen wurde, dürfte sich die Kompetenzausweitung des nichtärztlichen Personals im Rettungswesen nach anglo-amerikanischem ‚stay-and-play' Prinzip äußerst schwierig gestalten, da in Deutschland der Fokus auf eine qualifizierte notärztliche Patientenversorgung am Notfallort gerichtet ist und weiteres ‚Empowernment' des nichtärztlichen Rettungsdienstpersonals einen zu starken berufsständischen und hierarchischen Paradigmenwechsel verlangt.[27]

Die Einführung des eingangs beschriebenen Fallpauschalensystems im klinischen Bereich muss im präklinischen Kontext ebenfalls erwähnt werden, da diese zumindest

---

[22] Vgl. Nihues [2012], S. 44 ff.
[23] Vgl. Fischer [2009], S. 12.
[24] Vgl. Kunze [2011], S. 82 f.
[25] Vgl. Fischer [2009], S. 18.
[26] Vgl. Nihues [2012], S. 124 ff.
[27] Vgl. Flake [2013], S. 598 ff.

indirekt Einfluss auf die präklinische Notfallversorgung hat. Neben positiven innerklini-schen Effekten wie Effizienzsteigerung durch Prozessoptimierungen und zunehmende fachliche Spezialisierung der Kliniken führen gerade diese Spezialisierungen zum Beteiligungsrückgang von Krankenhäusern an der notfallmedizinischen Versorgung und somit zu einer Ausdünnung des Versorgungsnetzes, was wiederum Folgen für Um-fang, Struktur und Personal im Rettungsdienst hat.[28]

Ein weiteres Problem ist die mangelnde Wettbewerbsfähigkeit im Transportwesen, da eine Marktöffnung für private Leistungsanbieter wie im französischen Markt (siehe Kapitel *10.3 Das französische Gesundheitssystem*) zugunsten bereits etablierter bzw. historisch gewachsener Hilfsorganisationen erschwert und somit die Ökonomisierung des Rettungswesens blockiert wird.[29] Eine Marktöffnung für private Unternehmen nach dem französischen Modell wäre für den deutschen Markt durchaus geeignet und ist überlegenswert.

3.2 Finanzierung der klinischen Notfallversorgung

Wie die meisten europäischen Länder hat auch Deutschland im Zuge der Gesundheits-reform 2000 das Klassifikationssystem der Diagnosis Related Groups (DRG) einge-führt, wonach Patienten seit 2004 bundesweit einheitlich aufgrund ihres Krankheitsbil-des und des relevanten Schweregrades mithilfe ICD-10 Codes codiert, in DRG gruppiert und abgerechnet werden. Mit der Einführung sollte gesundheitspolitisch den hohen und kostenintensiven Krankenhausverweildauern entgegengewirkt werden, die sich bis zu diesem Zeitpunkt automatisch aufgrund einer krankenhausindividuellen Vergütung der im stationären Bereich erbrachten Leistungen ergaben. So wurde ein einheitliches Fallpauschalensystem etabliert, dass sich nunmehr ausschließlich auf die Leistungserbringung im Krankenhaus stützt.[30] Neben verschiedenen Vor- und Nachtei-len dieser Gesundheits- bzw. Finanzierungspolitik, die hier nicht näher ausgeführt werden sollen, ergibt sich jedoch ein erhebliches Konfliktpotential für die Notfallversor-gung. Zum einen kam es im Zuge der DRG-Einführung vermehrt zur Spezialisierung auf lukrative Leistungen, d. h. viele Kliniken konzentrieren sich auf den Aufbau von Kompetenzzentren, und die Zahl der Häuser mit Maximalversorgungsauftrag nimmt ab, was sich negativ in längeren Wege- und Anfahrtszeiten für die Rettungsdienste widerspiegelt.[31] Zum anderen ist die notärztliche Tätigkeit nicht im DRG-System abgebildet. Dabei sollten sich sämtliche Länder mit DRG-System die Frage stellen, ob

---

[28] Vgl. Geraedts [2009], S. 1172; Vgl. Gorgaß [2013], S. 552; Vgl. Lackner [2011], S. 18.
[29] Vgl. Gorgaß [2013], S. 552.
[30] Vgl. Nihues [2012], S. 46.
[31] Vgl. Enke [2009], S. 46 f.

Leistungen der Notfallversorgung separat vergütet werden oder Bestandteil der DRG-Pauschalen bilden. Laut Fischer wäre eine Aufteilung der bestehenden DRG nach dem Kriterium mit oder ohne Notfalleintritt nebst Gewichtung vorteilhaft, da so ersichtlich würde, welchen Einfluss die notfallmäßige Hospitalisierung auf die Kosten der stationären Behandlung hat. Zudem würden Kostenunterschiede bei notfallmäßigem oder elektivem Eintritt sachgerecht abgebildet.[32] Somit gäbe es keine Parallelentwicklung zum bestehenden DRG-System. Die Etablierung der Notfallmedizin als eigene Fachdisziplin würde forciert, was jedoch die bundesweit einheitliche Definition der Notfallversorgung und die Führung der Notfallaufnahme als eigene Kostenstelle mit eigenem Fachabteilungsschlüssel notwendig macht.

Weiterhin muss die Regelung zur Abschlagszahlung in Höhe von 50,00 Euro pro Patient für Krankenhäuser, die sich nicht an der Notfallversorgung beteiligen (KHEntG), kritisiert werden, weil sie zu einer Ungleichbehandlung mangels Differenzierung nach Krankenhausgröße und Leistungsspektrum führt, da die Vorhaltekosten (vor allem Personalkosten) als Sprungfixkosten für Häuser mit kleiner Bettenkapazität schlichtweg nicht finanzierbar sind.[33] Zudem wird nicht differenziert, inwieweit Krankenhäuser eine 24-7-365 Versorgung vorhalten, d. h. ob sie zu jeder Zeit vom Rettungsdienst angefahren werden können, sodass es für viele Krankenhäuser wirtschaftlicher ist, eine zeitlich eingeschränkte Notfallversorgung anzubieten.[34] Diese Regelung ist daher ungerecht, unsachgerecht, nicht kostendeckend und schließt qualitative Aspekte völlig aus.

3.2.1 Vergütung ambulanter Leistungen

Ebenso kritisch wie die Vorhaltekostenproblematik ist die generelle Frage zur Kostendeckung der ambulanten Notfallvergütung durch die Kassenärztliche Vereinigung. Laut von Eiff „widersprechen geltende Abrechnungsregeln im ambulanten Bereich der Krankenhäuser medizinischer und betriebswirtschaftlicher Realität".[35] Deutsche Krankenhäuser rechnen derzeit in einem komplexen und mit unterschiedlichen Regelungen und Vereinbarungen der 17 Kassenärztlichen Vereinigungen (KV) geprägten Verfahren nach dem sogenannten Einheitlichen Bewertungsmaßstab (EBM) obligate und fakultative Leistungen des organisierten Notfalldienstes ab, deren Vergütung undurchsichtig, völlig unangemessen und keinesfalls kostendeckend ist.[36] „Der EBM ist aber als Honorarverteilungsinstrument für den vertragsärztlichen Bereich entwickelt worden und orientiert sich allein an den Kosten, die in Arztpraxen anfallen."[37]

---

[32] Vgl. Fischer [2009], S. 12 u. 18 f.
[33] Vgl. Nihues [2012], S. 177.
[34] Vgl. Schöpke [2014], S. 530.
[35] Eiff [2011], S. 125.
[36] Vgl. Eiff [2011], S. 103.
[37] Schöpke [2014], S. 529.

Beispielhaft für diese Problematik ist die uneinheitliche Vergütung von Laborparametern wie der Blutgasanalyse an Schnelltestanalyse-Geräten (POCT) in der Notaufnahme. Bislang ist es der KV freigestellt, die Vergütung der ambulanten Notfallversorgung nach eigenem Ermessen zu gestalten, da diese Leistung von den Kassen oftmals nicht als Bestandteil der Erstversorgungsdiagnostik zur zeitkritischen Entscheidung über weiteren Therapieverlauf und ggf. nötiger Hospitalisierung anerkannt wird.[38] Während in einigen Bundesländern dieser Parameter vergütet wird, ist er andernorts nicht abrechnungsfähig, obwohl die deutsche Rechtsprechung Laboruntersuchungen grundsätzlich nicht von der Erstversorgung ausklammert; zumal diese oft vom pflegerischen Personal als Delegation ärztlicher Tätigkeiten vor dem ärztlichen Erstkontakt vorgenommen werden und somit eindeutig der Erstversorgung zuzurechnen sind. So verwundert es kaum, dass sich aufgrund der vielen unterschiedlichen Abrechnungsverfahren und Zuständigkeiten in den einzelnen Bundesländern für ein und dasselbe notfallmedizinische Krankheitsbild unzählige verschiedene Abrechnungsverfahren mit unterschiedlichen Vergütungshöhen ergeben.

In diesem Zusammenhang muss ebenfalls der Dokumentationsaufwand erwähnt werden, der mit der Versorgung ambulanter Notfallpatienten einhergeht und der für Ärzte kaum mehr realisierbar ist. Aufgrund der Leistungsdichte und des Zeitdrucks in der Notaufnahme kommt es zu erheblichen Qualitätsmängeln in der Dokumentation und Verlusten in der Abrechnung, da eine gewissenhafte und komplette Dokumentation Grundlage für die korrekte Kodierung und somit vollständige Vergütung der erbrachten Leistungen ist. Im Zuge der Digitalisierung der Patientenakten muss die Krankenhausverwaltung gewährleisten, dass Ärzte zum einen Zugang zu PC-Arbeitsplätzen in der Notaufnahme haben. Zum anderen sollte idealerweise ein einfach anzuwendendes Abrechnungssystem in das Krankenhausinformationssystem (KIS) integriert werden. Eine Möglichkeit ist die Hinterlegung von Codes für Diagnosen und Prozeduren gefiltert nach Fachdisziplinen, eine Medikationsschnellliste sowie die Auswahl von Textbausteinen und Freitexten für die Arztbriefschreibung. Dabei sollte die Eingabe patienten- und nicht nur fallbezogen sein, um die Patientenhistorie nachvollziehen zu können und somit Doppelarbeiten (Anamnese, Diagnostik wie EKG etc.) zu vermeiden.

3.2.2 Vergütung stationärer Leistungen

Tendenziell steigende Patientenzahlen durch Krankenhauseinweisungen und die selbstständige Vorstellung von Patienten in der Notaufnahme in Kompensation zu mangelnder flächendeckender hausärztlicher Versorgung, gesteigerte Anspruchshaltung seitens der Patienten, zunehmende Morbiditätszahlen mit komplexen Krankheits-

---

[38] Vgl. Schöpke [2014], S. 531.

bildern auf der einen Seite und oftmals eingeschränkte räumliche, technische und vor allem personale Ressourcen auf der anderen Seite führen zunehmend zu einer Leistungsverdichtung in der hoch komplexen Prozesslandschaft Notaufnahme. Dabei führen steigende Patientenzahlen zwar zur Erlössteigerung, im Wesentlichen aber auch zum Anstieg der Fehlbeträge, da die Versorgungskosten überproportional ansteigen.[39] Die Aufrechterhaltung einer adäquaten akutmedizinischen Versorgungsqualität mit hoher Patientensicherheit und Mitarbeiterzufriedenheit ist mit dem derzeitigen Entgeltsystem nicht finanzierbar und bedarf einer Reformierung. „Bauliche und organisatorische Vorhaltekosten für medizinische, pflegerische, medizinischtechnische, radiologisch-technische und administrative Bereitschafts- und Anwesenheitsdienste finden kaum Berücksichtigung in der Berechnung der Vorhaltekosten."[40] Krankenhäuser versuchen durch innovative Konzepte und Umstrukturierungsmodelle dem Kostendruck standzuhalten. So ist in den vergangenen Jahren ein deutlicher Anstieg der Zentralisierung von Notaufnahmen in Deutschland zu verzeichnen, die von inter- oder zumindest multidisziplinärer Zusammenarbeit geprägt sind und oftmals ambulante Versorgung sowie lukrative vorstationäre Behandlungen integrieren. Hauptvorteil dieser interdisziplinär arbeitenden zentralen Notaufnahmen ist die Bündelung der Versorgung von Notfallpatienten durch personale, (medizin-) technische und räumliche Ressourcenzusammenführung, wodurch die Qualität der Patientenversorgung ‚rund um die Uhr' gewährleistet werden kann (nähere Ausführungen siehe Kapitel 8.3.3 Personal).[41] Allerdings steht der Etablierung solcher Einheiten oftmals der Investitionsstau in deutschen Krankenhäusern entgegen. In vielen Fällen ist nicht bei jedem in der Notaufnahme vorstelligen Patienten sofort klar, ob Aufnahmeindikation besteht und welcher Fachrichtung er bei Hospitalisierung zugeordnet wird. Neben der Vermeidung haftungsrechtlicher Konsequenzen durch frühzeitige Entlassung des Patienten kann durch die Einführung sogenannter Kurzlieger- oder Überwachungsstationen gleichzeitig einer Kostenunterdeckung bei ambulanten Behandlungen entgegengewirkt werden. Die Abrechnung vermeintlich ambulanter Notfallbehandlungen als stationäre Leistungen wird mittlerweile auch vom Gesetzgeber gestützt: laut Bundessozialgerichtsentscheidung ist keine Mindestaufenthaltsdauer für die vollstationäre Abrechnung definiert. Lediglich soll die Behandlung über mindestens einen Tag und eine Nacht erfolgen. Zudem obliegt die Einschätzung dem behandelnden Krankenhausarzt, dessen medizinisches Sachverständnis nicht anzuzweifeln ist.[42]

Die Einrichtung von Kurzliegerstationen, sogenannter Monitoring oder Clinical Decision Units (CDU), entschärft die Aufnahmeproblematik der Notaufnahme und entlastet in

---

[39] Vgl. Dormann [2011], S. 92.
[40] Callies [2011], S. 79, zitiert nach Petersen u. Leng [2008], S. 36.
[41] Vgl. Moecke [2011], S. XI.
[42] Vgl. Schöpke [2014], S. 531.

Pufferfunktion sowie in Verbindung mit einem adäquaten Bettenbelegungsmanagement zugleich die einzelnen Stationen bzw. Fachdisziplinen. Finanzielle Vorteile ergeben sich auf Erlösseite durch vollstationäre Abrechnung nach DRG-Tagespauschale anstelle von ambulanter EBM-Vergütung und durch die Minimierung der Fehlbelegungen und Fremdlieger. Der erfolgreiche Aufbau einer CDU unterliegt jedoch organisatorisch wichtigen Voraussetzungen wie der eigenständigen ärztlichen Leitung, der Verknüpfung mit dem Belegungsmanagement nach fest definierten inhaltlichen und zeitlichen Vorgaben (z. B. Liegedauer, Visitenplanung, Dokumentation) zur Vermeidung von Missbrauch der CDU als Isolier- bzw. Wartestation, der Ausstattung ausreichender Bettenkapazität mit Medizintechnik (Monitoring, Perfusor etc.) und der höheren Ressourcenbindung von ärztlichem und nichtärztlichem Personal (z. B. Pflege, Hostessenservice, Patientenbegleitdienst). Diese Einheiten refinanzieren sich zügig, da die Abrechnung von nun vollstationär einzuordnenden Leistungen die ambulante Vergütung um ein Vielfaches übersteigt. Folgende unten stehende DRG-Krankheitsbilder zeigen exemplarisch die Möglichkeit der Abrechnung über eine CDU.[43]

• 24-Stunden-Monitoring von Patienten mit Vorhofflimmern bei Symptomverschlechterung - folgend TEE und CV mit konsekutiver Entlassung (I48.0 Vorhofflimmern, 8-640.0 externe elektrische Defibrillation (Kardioversion) des Herzrhythmus, 8-932 Monitoring von Atmung, Herz und Kreislauf mit Messung des Pulmonararteriendruckes, 3-052 Transösophageale Echokardiographie);

Bei Bereitstellung der speziellen Mittel nach § 39 SGBV kann mit Einverständnis des Patienten eine Kurznarkose gelegt werden, die auf DRG-Basis F71B abgerechnet werden kann. Auf Grundlage des derzeit gültigen Landesbasisfalls (Sachsen-Anhalt) erhält der Krankenhausträger bei einem Tag Verweildauer (VWD) 620,35 Euro anstelle von 147,25 Euro, wenn der Patient lediglich über die Notaufnahme aufgenommen und vorstationär abgerechnet würde.

---

[43] Vgl. Möckel [2013], Anhang 2, S. 1.
Besonderer Dank gilt dem Medizincontrolling der Pfeifferschen Stiftungen Magdeburg, auf dessen Datenbasis die Aufstellung möglich war.

- 24-Stunden-Monitoring von Patienten mit ACS-Verdachtsdiagnose - Troponin und EKG zum ‚rule-out' (I20.0 Instabile Angina Pectoris, 8-932 Monitoring von Atmung, Herz und Kreislauf mit Messung des Pulmonararteriendruckes, 3-052 Transösophageale Echokardiographie);

Für den DRG-Fall ergibt sich ein Erlös von 642,18 Euro mit DRG F27B bei stationärer Abrechnung in der CDU anstelle von 147,25 Euro.

- Versorgung und Überwachung potentieller sowie tatsächlicher Stroke-Patienten bei Bettenengpässen oder geringem Lysezeitfenster - Lysierung (I64.0 Apoplexie ohne neurologische Komplexbehandlung des akuten Schlaganfalls, ohne systemische Thrombolyse, 8-932 Monitoring von Atmung, Herz und Kreislauf mit Messung des Pulmonararteriendruckes);

Eine ambulante Abrechnung ist nicht möglich. Der Vorteil des Patientenmonitoring in der CDU liegt in der „Filterfunktion" vor Entscheidung über eine tatsächlich notwendige Verlegung auf die Stroke Unit. Opportunitätskosten werden vermieden (Fremdlieger, untere GVWD). Für die Notaufnahme ergibt sich bei einem Tag VWD ein Erlös von 985,09 Euro mit DRG B70I.

Das Konzeptmodell CDU zeigt exemplarisch auf, dass intelligent strukturierte Notaufnahmen sehr wohl zur Gewinnerzielung beitragen und im Gegensatz zum ambulanten Versorgungsbereich der Notaufnahmen nicht als reiner Kostenfaktor anzusehen sind. Die Vergütung vorstationärer Leistungen (ohne gleichzeitige Abrechnung von stationären DRG-Pauschalen bei folgender Hospitalisierung) zeigt weiterhin die Sinnhaftigkeit und Notwendigkeit von transparenter, sachgerechter und leistungsbezogener Vergütung der notfallmedizinischen Versorgung im Krankenhaus. Für eine adäquate Abbildung der Struktur-, Prozess- und Ergebnisqualität in der Notaufnahme ist eine Kostenaufschlüsselung unabdinglich, die Qualitätsmanagement und Controlling gleichermaßen befähigen würde, aussagekräftige Evaluationen vorzunehmen und ggf. Fehlentwicklungen entgegensteuern zu können. Diese leistungsbezogene und sachgerechte Abbildung der notfallmedizinischen Leistungen für ambulante und hospitalisierte Patienten muss mit der medizinisch-inhaltlichen Etablierung der Notfallmedizin als eigene Fachdisziplin einhergehen; zudem beeinflusst sie die Einführung des Facharztes für Notfallmedizin zumindest indirekt positiv.

4. Rechtliche Rahmenbedingungen

Ärzte, und Notfallmediziner im Besonderen, befinden sich im Spannungsfeld medizinisch-inhaltlich korrekter Ausübung ihrer Tätigkeit und arzthaftungsrechtlicher Konsequenzen bei Fehlentscheidungen. In diesem Kapitel wird der Frage nachgegangen, in welchem Gesetzesrahmen sich Mediziner und nichtärztliches Personal bewegen, und es wird kritisch erörtert, mit welchen Problemen Notfallmediziner in der deutschen Rechtsprechung konfrontiert werden. Zunächst werden Begriffe zur medizinisch-rechtlichen Abgrenzung definiert, Rechtsbeziehungen dargestellt und für die Notfallversorgung relevante Gesetze vorgestellt. Weiterhin wird auf die Dokumentationssituation in der präklinischen und klinischen Notfallversorgung eingegangen, da diese erhebliches Risikopotential birgt. Aufgaben, Kompetenzen und Verantwortlichkeiten des ärztlichen und nichtärztlichen Personals werden eingehend in den Kapiteln *5.4.1 Notärztliches Tätigkeit* und *5.4.2 Nichtärztliches Personal* beschrieben.

4.1 Notfallmedizinische Begriffsdefinitionen

Als Notfall wird eine Situation beschrieben, in der sich eine Person durch Verletzungen oder akute Erkrankungen in Lebensgefahr befindet oder schwere gesundheitliche Schäden bei mangelnder medizinischer Versorgung zu erwarten sind.[44] Jedoch werden weder in der arzthaftungsrechtlichen Literatur noch in der allgemeinen Rechtsprechung allgemeingültige Kriterien definiert, wann aus medizinischer Sicht ein Notfall vorliegt.[45] Selbige Situation stellt sich für die Definition des Notfallpatienten dar. Laut DIN 13050 ist ein Notfallpatient ein „Patient, der sich infolge Erkrankung, Verletzung oder aus sonstigen Gründen in unmittelbarer oder zu erwartender Lebensgefahr befindet, die eine Notfallversorgung und/ oder Überwachung und einen geeigneten Transport zu weiterführenden diagnostischen Einrichtungen oder medizinische Behandlung erfordert".[46] Unmittelbare oder akute Lebensgefahr ist medizinisch die Beeinträchtigung bzw. Störung einer oder mehrerer Vitalfunktionen, z. B. Bewusstsein/ Zentralnervensystem, Atmung, Herz-Kreislauf-Funktion. Auch hier fehlt eine allgemeingültige bundesweite rechtliche Begriffsdefinition, und landesrechtliche Definitionen des Notfallpatienten orientieren sich lediglich am Muster-Rettungsdienstgesetz ohne eine verbindliche Wirkung zu haben. Dies ist insbesondere problematisch für arzthaftungsrechtliche Konsequenzen, da im deutschen Recht medizinische Eingriffe einer Körper-

---

[44] Vgl. Dirks [2013], Seite 2.
[45] Vgl. Killinger [2009], Seite 2.
[46] DIN [2014], Seite 7.

verletzung gleichkommen und nur nach mündlicher Aufklärung über zu erwartende Ergebnisse und Risiken sowie Dokumentation hierüber zuvor im angemessenen Zeitrahmen erfolgen dürfen. Ausnahmen sind Unmündigkeit und Notfallsituation, jedoch müsste hierzu klar definiert werden, wann eine Notsituation konkret vorliegt. Für Notfallmediziner, Hilfspersonal und Krankenhäuser als Leistungserbringer können sich Haftungs- und Schadensansprüche seitens des Patienten ergeben, wenn nicht nachgewiesen werden kann, dass besondere Umstände vorliegen, die zu Haftungspri-vilegierungen nach § 276 II BGB führen.[47] Wichtigstes Merkmal besonderer Umstände ist der starke Zeitmangel verbunden mit akutem Handlungsdruck des behandelnden Arztes. Daneben wirken Merkmale wie der meist geschäftsunfähige Patient, die Stresssituation für alle im Notfall beteiligten Personen (ärztliches und nichtärztliches Personal, aber auch eingeschränkt Laien), die Unvorhersehbarkeit und Plötzlichkeit des Notfalls und das damit verbundene Fehlen von ärztlicher Aufklärung, Patienten-einwilligung und Dokumentation hierüber sorgfaltsmildernd.[48] Für den Notarzt bedeutet dies, dass sich im Rahmen seiner Ausbildung und Ausübung der beruflichen Tätigkeit gegenüber Nicht-Notfallmedizinern gesonderte Haftungspflichten und -risiken ergeben. Aus diesem Grund ist eine gewissenhafte Dokumentation, die nach § 11 NRettDG verpflichtend ist, auch mit Blick auf mögliche rechtliche Prüfungen unerlässlich, da eine unzulängliche oder unzugängliche Dokumentation die Beweislasterleichterungen für den Arzt durch Beweislastumkehr zugunsten des Patienten wandelt.[49] Gerade in Hochrisikobereichen wie der Akut- und Intensivmedizin sollten Notärzte daher beim Abschluss der in Deutschland verpflichtenden Haftpflichtversicherung besonderes Augenmerk auf die Haftungssumme richten, die eine Schadensfallgrenze von 5 Mio. Euro auf keinen Fall unterschreiten und spezielle notfallmedizinische Tätigkeiten nicht ausschließen sollte. Mit Blick auf die erwähnten arzthaftungsrechtlichen Konsequenzen ist daher eine Abgrenzung von Notfallmedizinern und Allgemeinärzten notwendig.

4.2 Abgrenzung Notfalldienst, Notdienst und Bereitschafts-dienst

Medizinisch und rechtlich unterscheiden sich Notfallmediziner von Allgemeinmedizi-nern bei der Ausübung ihrer Tätigkeit und in ihrem Einsatzrahmen: es muss streng zwischen Notarztdienst und vertragsärztlichem Notdienst unterschieden werden. „Der Notarzt handelt - im Gegensatz zum KV-Notdienst - in öffentlich-rechtlicher (hoheitli-

---

[47] Vgl. Killinger [2009], Seite 130.
[48] Vgl. Killinger [2009], S. 287.
[49] Vgl. Pollok [2011], S. 112 f.

cher) Stellung. Daher entsteht nicht zwingend ein Behandlungsvertrag (Dienstvertrag) nach BGB zwischen Patient und Notarzt im Rettungsdienst, sondern „es handelt sich zunächst um eine staatliche Reaktion auf einen gemeldeten Unglücksfall".[50] Dies hat große Relevanz für arzthaftungsrechtliche Konsequenzen (Haftungserleichterung vs. Beweislastumkehr). Hauptaufgabe des Notarztes ist die Wiederherstellung und Sicherung der Vitalfunktionen unter besonderer Qualifikation in der Soforttherapie. Dahingegen sind vertragsärztlich im Notarztdienst tätige Notfallärzte im Bereitschafts- dienst zur Sicherstellung der ambulanten Versorgung außerhalb der Sprechzeiten tätig.[51] Niedergelassene Vertragsärzte sind zur Teilnahme und speziellen Fortbildung durch Berufsordnung zum Bereitschaftsdienst verpflichtet und erfüllen den Versor- gungsauftrag bei Akutfällen, die nicht unmittelbar lebensbedrohlich sind. Beide Begriffe werden allgemeinsprachlich und in der Fachliteratur synonym verwendet (sicher auch dem Umstand geschuldet, dass der Begriff ‚Notarzt' rechtlich nicht geschützt ist) und führen zu Irritationen; sämtliche Ausführungen dieses Buches beziehen sich auf den medizinrechtlich korrekten Begriff ‚Notarzt im Rettungsdienst'.

4.3 Rechtsbeziehungen

Im Zuge der Notfallversorgung gehen sämtliche Akteure untereinander Rechtsbezie- hungen ein, deren Rechte und Pflichten in Gesetzen und Bestimmungen fest geregelt sind. Allem voran entsteht zwischen behandelndem Notarzt und dem Patienten ein Behandlungsvertrag nach § 630a ff BGB, der allerdings wie vorangegangen beschrie- ben aufgrund besonderer Umstände zu Haftungserleichterungen nach § 680 BGB führt.[52] Bei ansprechbaren und orientierten Patienten gilt zwar ebenfalls der Tatbestand der Körperverletzung, jedoch kann die Notfallbehandlung durch mündliche Aufklärung und Einwilligung rechtlich legitimiert werden. Bei bewusstlosen Patienten überwiegt die sogenannte mutmaßliche Willenserklärung nach §§ 2, 1626 ff. BGB, da die notärztliche Tätigkeit mit Rettungsauftrag im Vordergrund steht und als Geschäftsführung ohne Auftrag verstanden wird (GoA, §§ 677 ff. BGB).[53] Problematisch sind Vormundschafts- regelungen (z. B. bei Eltern, die aufgrund von Uneinsichtigkeit oder Glaubenszugehö- rigkeit bestimmte medizinische Eingriffe verweigern) und Maßnahmen, die einer richterlichen Anweisung bedürfen (z. B. unmündige Pflegeheimbewohner).

---

[50] Pollok [2011], S. 111.
[51] Vgl. Lazzer [2013], S. 5.
[52] Vgl. Killinger [2009], S. 578.
[53] Vgl. Killinger [2009] S. 538; Vgl. Lazzer [2013] S. 578; Vgl. Weitbrecht [2011], S. 293.

4.3.1 Rechtsbeziehungen im Rettungswesen

Eine weitere Rechtsbeziehung entsteht zwischen Notarzt und rettungsdienstlichem Personal. Es gilt der Vertrauensgrundsatz. Der Notarzt ist gegenüber dem Rettungsdienstpersonal nach § 7 NRettDG weisungsbefugt; invasive Maßnahmen (Punktion peripherer Venen, Frühdefibrillation, endotracheale Intubation, Medikamentengabe etc.) obliegen ausschließlich ihm.[54] In besonderen Ausnahmefällen (z. B. Abwehr schwerwiegender, irreparabler Gesundheitsschäden) können diese Maßnahmen an das Rettungsdienstpersonal delegiert werden.[55] Jedoch haftet in jedem Fall der behandelnde Notarzt, da grundsätzlich eine strikte Trennung zwischen den Aufgaben der Berufsgruppen vorgenommen werden muss. Das heißt, nichtärztliches Personal handelt nur im Sinne der Notkompetenz. Anordnungen zu Diagnose oder Therapieentscheidungen obliegen einzig dem Notarzt.[56] Im Schadensfall haftet der Notarzt für die Behandlung lege artis, d. h. Sachverständige prüfen retrospektiv die Notfallsituation und -behandlung.

Die Organisation und Durchführung des Rettungswesens ist in den Landesrettungsdienstgesetzen festgelegt (Artikel 30 und 70 GG); Rettungsdienste sind für die Vorhaltung rettungsdienstlicher Einrichtung und die Verfügbarkeit des Rettungsdienstpersonals zur zeitgemäßen und korrekten Ausübung der Notfallversorgung verantwortlich.[57] Der Rettungsdienst hat einen dauerhaften Sicherstellungsauftrag zur flächendeckenden und bedarfsgerechten Versorgung der Bevölkerung, und seine vorrangigen Aufgaben sind die Daseinsvorsorge und Gefahrenabwehr.[58] Leider gibt es auch hier keine bundesweit einheitliche Regelung, und die Gesetze variieren von Bundesland zu Bundesland teils erheblich. Beispielhaft ist die Ausstattung der Rettungswagen mit Rettungsmitteln wie 12-Kanal-EKG, Telemetrie oder Medikamenten, dessen Fehlen leitliniengerechtes notärztliches Handeln in einigen Bundesländern erschwert oder sogar unmöglich macht. Diese Problematik wird im Kapitel *11. Studie* umfänglich erörtert. Aufgaben des Rettungspersonals finden sich in den jeweiligen Rettungsdienstgesetzen der Bundesländer und umfassen im Groben Notfallrettung und Krankentransport nach § 1 Abs. 2 und 3 RDG BW ab Eingang des Notrufs in der Leitstelle.[59]

Entscheidung zu Fahrtechnik und Streckenwahl (zur Einhaltung der Hilfsfristen) unterliegen der Weisungspflicht des Notarztes, wobei ein Verstoß gegen die Straßenverkehrsordnung (§ 35 I StVO) nach dem Prinzip der Verhältnismäßigkeit (z. B.

---

[54] Vgl. Pollok [2011], S. 113 f.
[55] Vgl. Düsterwald [2013], S. 8.
[56] Vgl. Killinger [2009], S. 580.
[57] Vgl. Maaz [2004], S. 7.
[58] Vgl. Krieter [2009], S. 57; Vgl. Pollok [2011], S. 110 f.
[59] Vgl. Killinger [2009], S. 578.

Tempolimit, Einbahnstraße) unter Verwendung von Sondersignalen wie Blaulicht und Martinshorn nach Grundsätzen des entschuldigenden Notstands durch Sonderrechte (Wegerecht § 38 StVO) gerechtfertigt wird.[60]

Neben weiteren Gesetzen und Bestimmungen wie u. a. dem Medizinprodukte-, Betäubungsmittel- und Katastrophenschutzgesetz, die selbstverständlich auch in der Notfallmedizin ihre Gültigkeit haben, muss besonderes Augenmerk auf Datenschutzbestimmungen und die ärztliche Schweigepflicht als Berufsrecht zum Schutz der Persönlichkeits- und Intimsphäre des Patienten nach § 203 I 1 StGB gerichtet werden. Diese findet im Strafrecht (z. B. häusliche Gewalt, insbesondere gegen Kinder) und zur Erhebung von Statistiken (z. B. Verkehrsunfallstatistiken) gewissermaßen Aufhebung (Offenbarungsbefugnis) und bringt Notärzte in eine Konfliktsituation zwischen Berufs- und Strafrecht, da das Schweigerecht vor Gericht auch gegenüber der Strafverfolgungsbehörde durch §§ 53 und 53 a StPO geschützt ist.[61]

4.3.2 Rechtsbeziehungen im Krankenhaus

In Deutschland besteht stationäre Aufnahmepflicht unabhängig davon, ob das Krankenhaus laut Krankenhausplan an der Notfallversorgung teilnimmt. Das heißt, eine Aufnahmeverweigerung durch die Kliniken ist ein rechtswidriger Verstoß gegen die Organisationspflicht des Krankenhauses gegenüber dem Notfallpatienten, der im Schadensfall zivilhaftungsrechtlich gegen den Krankenhausträger vorgehen kann.[62] Im Fall von Kapazitätsproblemen (räumlich wie medizinisch) hat das Krankenhaus die Pflicht zur Erstversorgung und Weiterverlegung. Die Notaufnahme als Funktionseinheit eines Krankenhauses ist somit ein wichtiges Bindeglied zwischen präklinischer und innerklinischer Patientenversorgung und wird medizinisch als Einheit betrachtet. Rechtlich jedoch ist die Notfallrettung hoheitlich den Kommunen zugeordnet, die mit der Patientenübergabe im Klinikum endet.[63]

Eine Pflicht zum Betreiben einer Notaufnahmestation besteht nicht, allerdings gelten bestimmte Regelungen für Krankenhäuser (bundesweit uneinheitlich in Landesgesetzen definiert), die laut Krankenhausplan an der Versorgung von Akutpatienten teilnehmen. So haben Krankenhäuser mit Versorgungsauftrag 24 Stunden am Tag Facharztstandard vorzuhalten, wobei die Sicherstellung des Facharztstandards durch Arbeitsteilung und klarer Definition der Weisungskompetenzen delegierbarer Tätigkeiten an ärztliches Personal ohne Facharztstatus zulässig ist.[64] Die notfallmedizinische

---

[60] Vgl. Düsterwald [2013], S. 8; Vgl. Killinger [2009], S. 581 f.
[61] Vgl. Lazzer [2013], S. 585 ff; Vgl. Pollok [2011], S. 115 f.
[62] Vgl. Adams [2011], S. 28; Vgl. Killinger [2009], S. 208 f.
[63] Vgl. Killinger [2009], S. 14.
[64] Vgl. Weitbrecht [2011], S. 301 f.

Versorgungsqualität bleibt dabei ungeachtet, und der hohe Anteil von Assistenzärzten in den Notaufnahmen wird immer wieder heftig von Experten kritisiert. Interdisziplinäre zentrale Notaufnahmen müssen von einem erfahrenen Arzt mit Weiterbildung Notfallmedizin geleitet werden, jedoch muss sich die Leitung ebenfalls nicht auf 24 Stunden Präsenz erstrecken. Anweisungen können durch das Qualitätsmanagement verbindlich geregelt und teils auch an pflegerisches Personal delegiert werden (z. B. durch SOP). Inwieweit diese Regelungen Krankenhäuser vor prozessuale Herausforderungen stellt, wird eingehend im Kapitel *8.3 Die interdisziplinär geführte Zentrale Notaufnahme* beschrieben. Zudem haften Krankenhausträger im Falle von Patientenschäden für Organisationsverschulden, d. h. das Krankenhaus muss die erforderlichen personalen und technisch-sachlichen Voraussetzungen erfüllen, andernfalls droht eine Haftung wegen Übernahmeverschuldens.[65] Besonders in urbanen Regionen ist die Unterbringung von selbst- oder fremdgefährdeten Patienten durch Alkoholabusus zu erwähnen. Hier hat das Krankenhaus neben medizinischer Zweckerfüllung zusätzlich eine Überwachungspflicht zu erfüllen. Dieser personale und finanzielle Aufwand kann wie bereits im Kapitel *3.2.2 Vergütung stationärer Leistungen* durch spezielle Einrichtungen (z. B. CDU) gewährleistet und kostendeckend abgerechnet werden.

Ein geeignetes Risikomanagement ist in diesem Zusammenhang unerlässlich (siehe Kapitel *7. Fehler und Irrtümer in der Notfallmedizin*). Aus arzthaftungsrechtlicher Perspektive ist es von hoher Relevanz, dass neben dem Krankenhausträger auch die Leistungserbringer zivilrechtlich belangt werden können (zwei Anspruchsschienen). Neben Liquidationsansprüchen des Geschädigten gegenüber dem Krankenhaus haften auch behandelnde sowie leitende Ärzte. Für Krankenhäuser bedeutet dies ein hohes Haftungsrisiko, welches insbesondere bei Honorararzttätigkeiten zu beachten ist. Für Chefärzte heißt dies, dass sie nach deutschem Recht unter bestimmten Voraussetzungen mit ihrem Privatvermögen haften, da aus einem Schaden resultierende Ansprüche sowohl gegenüber dem ausübenden als auch gegenüber dem aufsichtspflichtigen Arzt geltend gemacht werden können. So dürfen keine originär ärztlichen und eigenverantwortlichen Tätigkeiten an nichtmedizinisches Personal oder ärztliches Personal in Ausbildung übertragen werden (inklusive Aufklärungspflicht), und eine Delegation ärztlicher Tätigkeiten ist überwachungspflichtig.

---

[65] Vgl. Weitbrecht [2011], S. 299.

4.4 Zusammenfassung

Die uneinheitliche Umsetzung von rechtlichen Bestimmungen und Regelungen in den einzelnen Ländern sowie fehlende standardisierte Begriffsdefinitionen der Notfallmedizin bergen für Notärzte und für in Notaufnahmen tätige Fachärzte sowie Assistenzpersonal hohes Risikopotential. Medizinrechtliche Aspekte sind auch aufgrund des föderalistischen Staatenprinzips kaum oder nur ungenügend in der deutschen Rechtsprechung verankert. Es darf davon ausgegangen werden, dass sich die Etablierung der Notfallmedizin als eigene Fachdisziplin auf derzeit fehlende Begriffsdefinitionen durch Standardisierung eben dieser positiv auswirkt. Gerade mit Blick auf arzthaftungsrechtliche Fragen ist ein Paradigmenwechsel unumgänglich. Besonderes Augenmerk muss auf Dokumentationspflichten gelegt werden, da eine fehlende oder lückenhafte Dokumentation auch in Notfallsituationen mit haftungsmildernden Umständen für den behandelnden Notarzt zu einer Beweislastumkehr zugunsten des Patienten führen kann. Rechtliche Aspekte müssen demnach stärkere Gewichtung in den Lehrinhalten der Ausbildung für (Not-) Ärzte finden.

5. Präklinische Notfallversorgung

In den vorangegangenen Kapiteln wurde erörtert, inwieweit die präklinische Notfallversorgung in Deutschland historisch gewachsen ist und welche Auswirkungen Föderalismus und sektorale Trennung auf rechtliche Inhalte und finanzpolitische Entscheidungen in diesem Bereich haben. Dieses Kapitel beschäftigt sich intensiv mit der Struktur und Organisation des Rettungswesens und gibt Aufschluss über institutionelle, technische und personale Ressourcen in der Notfallhilfe. Gleichzeitig werden Probleme zur Gewährleistung der Versorgungsqualität benannt und Lösungsmöglichkeiten zur Überwindung selbiger aufgezeigt.

5.1 Struktur und Organisation präklinischer Notfallversorgung

Deutschland verfügt über ein flächendeckendes Versorgungssystem mit 270 Rettungsleitstellen und 1.832 Rettungswachen (Stand 2000),[66] dessen Einsatzradius in der Regel ca. zwölf km und in dünn besiedelten Regionen ca. 15 km umfasst, wodurch die vorgeschriebenen gesetzlichen Hilfsfristen eingehalten werden können.[67] Hilfsfristen variieren aufgrund der Festlegung in den einzelnen Rettungsdienstgesetzen der Länder und betragen ab Notrufeingang im Schnitt zehn bis 15 Minuten.[68] Wie bereits geschildert, steht in Deutschland entgegen der anglo-amerikanischen Versorgungstaktik die therapiezielorientierte Versorgung ‚stay-and-play' im Vordergrund, sodass Akutpatienten bereits am Notfallort und während des Transports durch qualifiziertes Rettungsdienstpersonal und intensivmedizinisch durch Notärzte versorgt werden.[69] Ziel der notärztlichen Versorgung ist es, hauptsächlich durch schnellstmögliche Diagnose und Therapiemaßnahmen, Vitalbedrohungen abzuwenden, Transportfähigkeit herzustellen, die Krankheitsprognose zu verbessern und sonstige Schäden vom Patienten abzuwenden.[70] Dies steht dem anglo-amerikanischen System entgegen, in dem eine rettungszeitorientierte Versorgung (‚load-and-rund' oder ‚scoop-and-run') priorisiert wird, in dem nichtärztliches Personal (‚Paramedics') lebensrettende Sofortmaßnahmen durchführt und stabile Patienten schnellstmöglich zum Zielklinikum verbringt.[71] „Maßnahmen zur Aufrechterhaltung der Vitalfunktionen

---

[66] Anfragen beim Statistischen Bundesamt und bei der Bundesanstalt für Straßenwesen ergaben, dass keine bundesweite Weiterführung der Statistik erfolgt und somit in Übersicht keine aktuellen Daten vorliegen.
[67] Vgl. Maaz [2004], S. 7; Vgl. Gesundheitsberichterstattung des Bundes [2014], o. S.
[68] Vgl. Seebode [2011], S. 27.
[69] Vgl. Düsterwald [2013], S. 9.
[70] Vgl. Dirks [2013], S. 3; Vgl. Schneider [2010], S. 5.
[71] Vgl. Düsterwald [2013], S. 5.

werden dann quasi nebenher durchgeführt (‚treat-and-run').["72] Beide Systeme haben ihre Vor- und Nachteile: den vergleichsweise geringeren Personalkosten des nichtärztlichen Personals mit höherem Kompetenz- und Wirkungsgrad sowie den schnellen Transportzeiten im anglo-amerikanischen Raum stehen die hohe Versorgungsqualität und ein verbesserter Therapieverlauf (‚golden hour') in franko-germanischen Systemen entgegen. Allerdings wird immer wieder kritisiert, dass dieses Versorgungssystem durch mangelnde notärztliche Aus- und Weiterbildung, Versorgungsmängel durch demographische Veränderungen (Klinik- und Facharztmangel) sowie heterogene finanzielle und rechtliche Rahmenbedingungen in den nach Föderalismusprinzip geführten Bundeslandgesetzen und -bestimmungen in der bisherigen Form nicht länger zu halten ist. Zudem wurde der Ausbau der innerklinischen (Weiter-) Versorgung in Deutschland vernachlässigt.[73]

Problematisch stellt sich in diesem Zusammenhang auch der Verlauf, die sogenannte Rettungskette, dar. Vor Versorgung, Stabilisierung und Transport des Patienten geht in der Regel ein Notruf in der Leitstelle durch eine Zivilperson ein, der Notfallzeuge meldet den Unfall und leistet ggf. Erste Hilfe. Somit hängt die Richtigkeit der Informationen als Grundlage für die weitere Koordination des Einsatzes und der medizinische Outcome von der Fähigkeit bzw. dem Schulungsgrad des Laienhelfers, d. h. dem schwächsten Gliedes in der Kette, ab.[74] Schulungen zu Erste-Hilfe- oder gar lebensrettende Maßnahmen wie Herzdruckmassage und Mund-zu-Mund-Beatmung und der Einsatz von automatischen externen Defibrillatoren (AED), die bereits in vielen Großbetrieben aber auch an öffentlichen Plätzen wie Banken oder Kaufhäusern nach amerikanischen Prinzip zu finden sind, sollen dieser Problematik entgegenwirken. Die gesamte Rettungskette umfasst konkret folgende Schritte: Alarmierung professioneller Hilfe durch Notfallzeugen (europaweit mittlerweile über eine einheitliche Telefonnummer 112), Erste Hilfe durch medizinische Laien, notfallmedizinische Basismaßnahmen durch den Rettungsdienst und/ oder ärztliche Notfallversorgung sowie Transport in die Notaufnahme.[75]

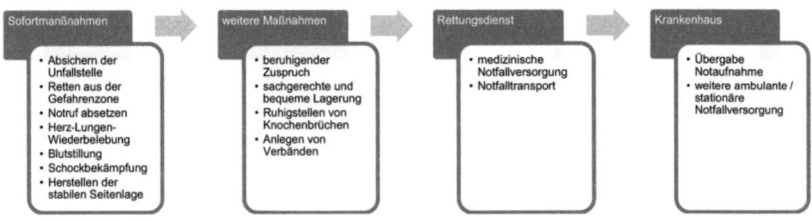

Abb. 1: Rettungskette Primäreinsatz
(Quelle: eigene Darstellung in Anlehnung an DRK [2014], o. S.)

[72] Schneider [2010], S. 5.
[73] Vgl. Fleischmann [2007], S. 828.
[74] Vgl. Düsterwald [2013], S. 1; Vgl. Maaz [2004], S. 5.
[75] Vgl. Dirks [2013], S. 3.

Die beschriebene Situation bezieht sich auf den klassischen Notfalleinsatz, den Primäreinsatz. Weitere Einsatzformen sind Sekundäreinsätze bzw. Interhospitaltransporte oder auch Intensivtransporte. Dies betrifft den Transport von akut erkrankten oder intensivpflichtigen Patienten von einem Klinikum zum anderen, beispielsweise von der Notaufnahme eines Multiversorgers in eine neurologische Spezialklinik. Hierfür ist die Einschätzung der zeitlichen Dringlichkeit sowie speziell ausgebildetes ärztliches und nichtärztliches Personal unter Gewährleistung notwendiger intensivmedizinischer Überwachungs- und Versorgungsqualität in entsprechend ausgerüsteten Fahrzeugen von elementarer Bedeutung und wird vom Gesetzgeber sowie der DIVI gefordert.[76] In der Mehrzahl sind Patienten aus Hochrisikobereichen wie der Notaufnahme (z. B. Polytrauma, AMI, Schlaganfall, Brandverletzte) oder der Intensivstation mit Notwendigkeit der Akutintervention und -therapie bzw. Spezialversorgung betroffen.[77]

5.2 Rettungsleitstelle und Rettungsdienst

Nach DIN 13050 sind die vorrangigen Aufgaben des Rettungsdienstes die Daseins- bzw. Gesundheitsvorsorge und Gefahrenabwehr.[78] Im Bodendienst wird zwischen Notfallrettung und Krankentransport unterschieden. Somit ist die Notfallrettung entgegen dem reinen Krankentransport (i. d. R. keine Akutpatienten) eine organisierte Hilfe unter ärztlicher Verantwortung mit den oben beschriebenen notfallmedizinischen Aufgaben.[79] Träger und Organisationen von Notfallrettung und Krankentransport sind Feuerwehren und Hilfsorganisationen wie das Deutsche Rote Kreuz (DRK), der Arbeiter Samariter Bund (ASB), die Johanniter Unfallhilfe (JUH), der Malteser Hilfsdienst (MHD) sowie im eingeschränktem Maße andere öffentlich-rechtliche und privatwirtschaftliche Unternehmen. Sonderaufgaben der Luft- und Seerettung obliegen vorrangig der Deutschen Rettungsflugwacht (DRF), dem ADAC, dem Bundesministerium des Inneren (BMI) und der Bundeswehr (BM) sowie der Deutschen Gesellschaft zur Rettung Schiffbrüchiger (DGzRS). Daneben übernehmen das Technische Hilfswerk (THW), die Bergwacht, die Deutsche Lebensrettungsgemeinschaft (DLRG) Spezialrettungen der Berg-, Wasser und Seenotrettung sowie den Katastrophenschutz.[80] Je nach Bundesland disponiert und koordiniert die Rettungsleitstelle den öffentlich-rechtlichen oder privaten Rettungsdienst und ist für die Einsatzlenkung der Notfallrettung zuständig.[81] Zu ihren Hauptaufgaben zählen die Entgegennahme von Hilfsgesu-

---

[76] Vgl. Düsterwald [2013], S. 5; Vgl. Schneider [2010], S. 18.
[77] Vgl. Gorgaß [2013], S. 541; Vgl. Pollok [2011], S. 110.
[78] Vgl. DIN [2014], S. 9.
[79] Vgl. Schneider [2010], S. 1.
[80] Vgl. Düsterwald [2013], S. 3 f.
[81] Vgl. Maaz [2004], S. 6.

chen (Notrufeingang, Notrufabfrage, ggf. Erste-Hilfe-Stellung für Anrufer), Einsatzlenkung, -koordination und -überwachung (Alarmierung und Disposition der Rettungsmittel nach Meldebild, Anfahrtsbeschreibungen, Patientenanmeldung) sowie Dokumentation des gesamten Einsatzablaufs.[82] Daneben übernimmt sie oft auch Koordinationsaufgaben für den qualifizierten Krankentransport, Einsatzlenkung der Feuerwehr im Katastrophenfall (integrierte Leitstelle), teilweise die Vermittlung des kassenärztlichen Notdienstes, den Betrieb von Hausnotrufsystemen und die Führung von Klinikbettennachweisen.[83] Daher wird vom Leitstellenpersonal neben Fach- und Methodenkompetenz auch hohe Sozialkompetenz erwartet. In der Regel werden Dispositionsaufgaben von qualifizierten Rettungsassistenten mit Zusatzausbildung vorgenommen, jedoch gibt es wie bei sämtlichem anderen im Rettungswesen tätigem nichtärztlichen und ärztlichen Personal auch für die Leitstellendisponenten keine bundesweit einheitlichen Vorgaben zur Qualifikation, da der Rettungsdienst in den einzelnen Landesrettungsdienstgesetzen und weiteren regionalen und lokalen Vorschriften geregelt ist.[84] Die mit der heterogenen Personalsituation einhergehende Versorgungsproblematik erstreckt sich demnach auch auf das nichtärztliche Rettungspersonal. Unterstützung finden Disponenten im Notarztindikationskatalog, mit dem anhand von fest definierten Kriterien zu Patientenzustand und Notfallgeschehen die Entscheidung über die Einsatznotwendigkeit eines Notarztes getroffen werden soll. Definierte Zustände sind auf den Patientenzustand bzw. symptombezogene Indikationen, d. h. die Beeinträchtigung der Vitalfunktionen (z. B. Bewusstsein, Atmung, Kreislauf und sonstige Schädigungen), notfall- bzw. ereignisbezogene Indikationen (Verkehrsunfall, Schuss-/ Stich-/ Hiebverletzungen, drohender Suizid etc.) und diagnosebezogene Indikationen, d. h. fachdisziplinabhängige Diagnostik (z. B. Neurologie und Psychiatrie, Innere Medizin, Trauma, sonstiges wie Vergiftungen).[85] Immerhin knapp die Hälfte der Einsätze wird vom Leitstellenpersonal als Notfälle eingestuft, wovon 85% im rendez-vous System erfolgen.[86]

5.3 Rettungsmittel

Wie vorangegangen beschrieben, erfolgt die Koordination und Disposition der Rettungsmittel durch die Rettungsleitstelle aufgrund des Meldebildes. Dabei ist der Rettungstransportwagen (RTW) das Standardfahrzeug in der Notfallrettung, welches regelhaft von zwei Rettungsassistenten oder je einem Rettungsassistenten und -

[82] Vgl. Flemming/Ahrens [2011], S. 450 ff; Vgl. Maaz [2004], S. 6; Vgl. Richter [2013], S. 531.
[83] Vgl. DIN [2014], S. 6; Vgl. Richter [2013], S. 530.
[84] Vgl. Dirks [2013], S. 532; Vgl. Schneider [2010], S. 1.
[85] Vgl. Flemming/Ahrens [2011], S. 459 f.
[86] Vgl. Schmiedel/Behrendt [2007], S. 2.

sanitäter besetzt wird. Die Ausstattung des RTW divergiert in den einzelnen Ländern. Neben der medizinischen Ausstattung und Medikamentenvorhaltung legt die Norm DIN EN 1789 großen Wert auf die Sicherheit von Patient und Personal. So sind neben Equipment zur Diagnostik (Stethoskop, Blutdruckmessgerät etc.), Kreislaufstabilisierung (z. B. Infusionslösungen), Behandlung lebensbedrohlicher Störungen (z. B. Defibrillator, EKG) und Verband- und Pflegehilfsmittel auch Ausrüstungen zum persönlichen Schutz, Rettungs- und Schutzausrüstung sowie Kommunikationstechnik vorzuhalten.[87] Inwieweit sich die bundesweit uneinheitliche Ausstattung negativ auf die Versorgungsqualität notfallmedizinischer (Akut-) Patienten auswirkt, wird exemplarisch im Studienabschnitt beschrieben. Im Gegensatz zum RTW wird der Notarztwagen (NAW) dauerhaft mit einem Notarzt besetzt. Zusätzlich zur RTW-Ausstattung wird nach DIN 75079 eine umfangreichere medizinische Ausrüstung für die notärztliche Therapie (z. B. Herzschrittmacher, Spritzenpumpen oder Thoraxdrainage) sowie spezielle technische Ausrüstung (z. B. Brechstange, Dokumentationssets für MANV) vorgehalten.[88] Notarzteinsatzfahrzeuge (NEF) sind sogenannte Zubringer mit der Ausrüstung eines NAW jedoch ohne Patiententransport. Sie werden im bereits beschriebenen rendez-vous System gleichzeitig mit dem RTW alarmiert. Weitere in der präklinischen Notfallversorgung eingesetzte Rettungsmittel sind Intensivtransportwagen (ITW) für den Interhospital- bzw. Sekundärtransport, die zusätzlich über intensivmedizinische Geräte wie spezielle Respiratoren zur differenzierten Beatmungstherapie, intraaortale Ballonpumpen (IABP) oder einer höheren Anzahl von Spritzenpumpen verfügen.[89] Krankentransportwagen sind lediglich für den Transport von Patienten ohne notfallmedizinische Versorgungsnotwendigkeit vorgesehen (z. B. Liegend- und Sitzendtransport von Pflegeheimbewohnern). Sie verfügen daher über eine Basisausstattung und werden nur in Ausnahmefällen für den Einsatz in der Notfallrettung bereitgestellt.

In der Luftrettung kommen zudem Rettungstransporthubschrauber (RTH) oder Intensivtransporthubschrauber (ITH) für schnellstmöglichen Patiententransport in einem Einsatzradius von 50 bis 70 Kilometern zum Einsatz. Sie verfügen über NAW-Ausstattung und sind regelhaft mit einem Notarzt besetzt.[90]

---

[87] Vgl. Seebode [2011], S. 405 ff.
[88] Vgl. Seebode [2011], S. 410 f.
[89] Vgl. Düsterwald [2013], S. 4.
[90] Vgl. Düsterwald [2013], S. 5; Vgl. Gorgaß [2013], S. 548.

5.4 Berufsgruppen und Qualifikationen

Auch oder gerade in Zeiten von Ärztemangel und demographischen Veränderungen soll in Deutschland durch die Einbindung von Notärzten in enger Kooperation mit rettungsdienstlichem Assistenzpersonal in der präklinischen Versorgung eine hohe Versorgungsqualität erreicht werden. Im Folgenden werden die wichtigsten in der Präklinik tätigen Berufsgruppen mit ihren Qualifikationen und Leistungsinhalten vorgestellt. Notärztliche Ausbildungsinhalte werden gesondert detailliert im Kapitel 6. *Notärztliche Aus- und Weiterbildung* beschrieben.

5.4.1 Notärztliche Tätigkeit

Ein Notarzt ist jeder approbierte und planmäßig im organisierten Rettungsdienst tätige Arzt mit speziellen Kenntnissen über Notfalldiagnostik und -therapie. Durch den Einsatz von Notärzten im ‚stay-and-play' System zählen zu den Hauptaufgaben die situations- und fachgerechte Anamnese, Diagnostik und differenzierte Therapieeinleitung am Notfallort und während des Patiententransports mit dem Ziel Überleben zu sichern, irreversible Schäden abzuwenden und die weiterführende klinische Behandlung vorzubereiten.[91] Anders als in den meisten europäischen Ländern haben Notärzte in Deutschland keinen Facharztstatus, und Qualifikationsvoraussetzungen zur Zusatzweiterbildung Notfallmedizin sind mangels Etablierung der Notfallmedizin als eigene Fachdisziplin demnach fachdisziplinunabhängig. Die Zusatzqualifikation kann nach 24monatiger klinischer Tätigkeit, davon sechs Monate ganztägig in Intensivmedizin, Anästhesiologie oder Notaufnahme, angestrebt werden.[92] Es folgt ein 80stündiger Weiterbildungskurs, dessen Inhalte sich in Abhängigkeit vom jeweiligen Bundesland an der (Muster-) Weiterbildungsordnung (MBO) der Bundesärztekammer (BÄK) von 2006 ausrichten und der von den jeweiligen Landesärztekammern (LÄK) durch zahlreiche eigenständige zertifizierte Anbieter umgesetzt wird.[93] Die Kursbuchinhalte differieren demnach und das (Muster-) Kursbuch für Notfallmedizin der BÄK spricht lediglich Empfehlungen aus. Das heißt, aktuell gibt es bis auf zeitliche Vorgaben keine verbindlichen inhaltlichen Vorgaben für die Qualifikation zum Notarzt.

Ebenfalls uneinheitlich erfolgt der praktische Ausbildungsteil: so sind je nach Bundesland zwischen zehn und 100 von einem verantwortlichen Notarzt hospitierte Einsätze im Notarztwagen oder Rettungshubschrauber zur Versorgung von Patienten mit lebensbedrohlichen Krankheitsbildern (allerdings unabhängig vom NACA-Score) in

---

[91] Vgl. Dirks [2013], S. 3; Vgl. Neumayr [2013], S. 168.
[92] Vgl. Düsterwald [2013], S. 6; Vgl. Parsch [2013], S. 657.
[93] Vgl. Neumayr [2013], S. 163.

Vorbereitung zur abschließenden Prüfung entsprechend der Rettungsdienstgesetze und Rechtsverordnungen der 16 Bundesländer nachzuweisen.[94]

Neben ihrer Qualifikation müssen sich Notärzte permanent weiterbilden und über eine hohe Sozialkompetenz verfügen, da sie gegenüber dem nichtärztlichem Personal bis zu einem gewissen Grad weisungsbefugt und für Aufgaben wie Delegation notfallmedizinischer Maßnahmen und Teamkoordination verantwortlich sind.

Notärzte in Leitungsposition sind nicht mehr in die direkte Patientenversorgung eingebunden sondern übernehmen die medizinische Führung und Koordination in speziellen Einsatzlagen. Sie sind somit Ansprechpartner für Feuerwehr und Polizei. Diese Funktion setzt eine Zusatzqualifikation für berufserfahrene Notärzte voraus, die i. d. R. mindestens drei Jahre regelmäßig im Rettungsdienst tätig waren.[95] In vielen Bundesländern hat sich die Position des Ärztlichen Leiters Rettungsdienst (ÄLRD) etabliert, dessen Tätigkeitsschwerpunkt sich auf eben diese Managementfunktion konzentriert.

5.4.2 Nichtärztliches Personal

In enger Kooperation mit dem Notarzt wird dem nichtärztlichen Personal große Bedeutung zur Erreichung und Erhaltung einer hohen präklinischen Versorgungsqualität beigemessen. Es soll aus diesem Grund in Kürze genannt werden.

Grundsätzlich sind Rettungsassistenten, -sanitäter und -helfer zur Unterstützung der notärztlichen Tätigkeit im Einsatz. Rettungsassistenten (RA) und Rettungssanitäter (RS) sind mit zweijähriger Ausbildung am höchsten ausgebildet und für alle Tätigkeiten in der Notfallrettung und im Krankentransport qualifiziert.[96] Rettungsassistenten verfügen über in Weiterbildung erworbene spezielle Kenntnisse (z. B. im Intensivtransport) und Techniken, wie Punktion peripherer Venen, Anlegen von Infusionen, Notintubation und Analgetikagabe unter definierten Bedingungen.[97] Weiterhin übernehmen sie Führungs- und Schulungsaufgaben des nichtärztlichen Personals.

Rettungssanitäter haben ebenfalls eine zweijährige Berufsausbildung und schließen ihre Weiterbildung nach einem 520-Stunden-Programm (Theorie, Praxis, Rettungswache und Abschlusslehrgang) mit einer staatlichen Prüfung ab. Neben Assistenz des Notarztes sind sie selbstständig in der Einsatzsteuerung und -koordination der Rettungsleitstelle tätig, werden wie Rettungsassistenten bei Großunfällen und im Katastrophenfall eingesetzt und nehmen Ausbilderfunktionen an Schulen und Rettungswa-

---

[94] Vgl. Gorgaß [2013], S. 546; Vgl. Düsterwald [2013], S. 6.
[95] Vgl. Düsterwald [2013], S. 7.
[96] Vgl. Düsterwald [2013], S. 7.
[97] Vgl. Gorgaß [2013], S. 550.

chen wahr.[98] Im Zuge der EU-Harmonisierungspolitik hat sich in den letzten Jahren der Notfallsanitäter als neues Berufsbild durchgesetzt, welches 2014 in Kraft getreten ist. In Anlehnung an die im anglo-amerikanischen Raum tätigen ‚Paramedics' haben Notfallsanitäter stärkere Handlungskompetenz (z. B. Durchführung invasiver Maßnahmen) und sorgen für Diskussionsstoff mit Blick auf die Erweiterung der Kompetenzen der Rettungsassistenten.[99]

Rettungshelfer verfügen über eine die Erste-Hilfe-Ausbildung hinausgehende theoretische Weiterbildung, ein Klinikpraktikum und eine Rettungswachenausbildung.[100]

Neben dem qualifizierten Rettungsdienstpersonal unterstützt eine Vielzahl ehrenamtlicher Helfer (z. B. Sanitätshelfer, First Responder etc.) die Arbeit des nichtärztlichen Personals in der präklinischen Versorgung.

5.5 Zusammenfassung

Die präklinische Notfallversorgung ist geprägt von heterogenen Rettungsdienstgesetzen, Bestimmungen und Richtlinien nach dem föderalistischen Gesetzgebungsprinzip der Bundesrepublik Deutschland, was sich negativ auf sämtliche Bereiche des Rettungswesens auswirkt. Eine bundesweit einheitliche Aussage zur strukturellen, organisatorischen und personalen Versorgungsqualität ist daher nicht möglich. Gesundheitsökonomische und finanzpolitische Maßnahmen führen zu Negativveränderungen in der präklinischen Versorgungsstruktur. Viele Kliniken können dem wirtschaftlichen Druck nicht standhalten und stoßen das Verlustgeschäft Rettungsstelle ab. Die sinkende Zahl der Kliniken mit Versorgungsauftrag führt zu langen Wegen, ergo der Gefährdung von Hilfsfristen gerade in ländlichen Regionen. Der demographische Wandel einhergehend mit Ärztemangel verschärft diese Situation zusätzlich. Die Erreichung und Erhaltung der Versorgungsqualität ist nicht gegeben. Entgegen des hervorragenden Rufes des deutschen Rettungsdienstes sollten schlechte Outcomezahlen im europäischen Vergleich Anlass zu Überlegungen bezüglich einer Reformierung des Rettungswesens hierzulande geben.

Zwei Möglichkeiten gelten derzeit als realisierbar. Zum einen stellt die Einführung des Facharztes für Notfallmedizin im deutschen notarztgeprägten Rettungsdienst (‚stay-and-play') bei gleichzeitiger Etablierung der Notfallmedizin eine geeignete Option dar, durch notärztliches Breitenwissen eine adäquate Versorgung notfallmedizinischer (Akut-) Patienten sicherzustellen. Nachteilig sind hier die hohen Personalkosten zu

---

[98] Vgl. Gorgaß [2013], S. 551.
[99] Vgl. Flake [2013], S. 598 ff.
[100] Vgl. Gorgaß [2013], S. 548.

nennen. Zum anderen ist die Stärkung des nichtärztlichen Personals nach anglo-amerikanischem Prinzip mit ‚Paramedics‘ zur Patientenversorgung ohne direkte ärztliche Beteiligung überlegenswert. Die Akzeptanz der damit verbundenen Kompetenzerweiterung und die notwendigen strukturellen Veränderungen auch in Übergang zum klinischen Bereich stellen hier die größten Hürden dar, jedoch wurde durch die Einführung der Notfallsanitäter ein erster Schritt in diese Richtung unternommen. In jedem Fall muss mit beiden Lösungen eine Standardisierung der Rettungsdienstgesetze einhergehen, da das derzeit inakzeptable inhomogene Bild in der präklinischen Notfallversorgung eine Risikostratifikation unmöglich macht und evidenzbasierte Entscheidungen in diesem Kontext nicht getroffen werden können.

6. Notärztliche Aus- und Weiterbildung

Wie bereits geschildert, ist die Qualifizierung zum Notarzt derzeit uneinheitlich geregelt und die 17 Landesärztekammern (LÄK) orientieren sich an der (Muster-) Weiterbildungsordnung (MBO) der Bundesärztekammer (BÄK), in die die Zusatzweiterbildung Notfallmedizin 2003 verbindlich vom 106. Deutschen Ärztetag übernommen wurde.[101] Einheitlich vorgeschrieben sind nur zeitliche Vorgaben. Kursinhalte werden von der BÄK in der MBO lediglich empfohlen, und die Umsetzung obliegt den einzelnen LÄK durch zahlreiche zertifizierte Anbieter, sodass Schwerpunkte der Kursbuchinhalte divergieren können. Das heterogene Ausbildungsniveau spiegelt sich auch in den unterschiedlichen Zulassungsvoraussetzungen wider: wohingegen in einigen Bundesländern der Fachkundeausweis Rettungsdienst ausreicht, ist die notärztliche Einsatztätigkeit in anderen Bundesländern an eine zusätzlich bestandene Prüfung durch die zuständige LÄK gebunden.[102] Ein weiteres Beispiel für unterschiedliche Qualifizierungen ist die jüngst beschlossene Zusatzweiterbildung ‚Klinische Notfall- und Akutmedizin' durch die LÄK Berlin. Die 36monatige Zusatzweiterbildung orientiert sich inhaltlich stark am EuSEM-Curriculum und baut auf bereits erworbene Facharztkompetenz auf.[103] Augenscheinlich stellt diese Entscheidung einen großen Schritt zur Optimierung der Notfallversorgung durch verbesserte Qualifizierung des ärztlichen Personals dar. Inwieweit diese Kompromisslösung jedoch der jahrelang von der DGINA geforderten Etablierung des Facharztes für Notfallmedizin und der damit einhergehenden verbindlichen Standardisierung und Akzeptanz der Notfallmedizin als eigene Fachdisziplin zuträglich ist, sei in Frage gestellt.

Im Folgenden werden die (Muster-) Weiterbildungsordnung der Bundesärztekammer sowie die Lehrinhalte des (Muster-) Kursbuches Notfallmedizin zusammenfassend vorgestellt und mit den Schwerpunkten des EuSEM-Curriculum in Vergleich gesetzt. Abschließend werden Fehler und Irrtümer in der Notfallmedizin thematisiert, und die Bedeutung des Risikomanagements in Ergänzung zu vorhandenen Ausbildungskonzepten wird herausgestellt.

---

[101] Vgl. Parsch [2013], Seite 656.
[102] Vgl. Neumayr [2013], Seite 169.
[103] Vgl. Rudat [2014], Seite 1 f.

6.1 Die (Muster-) Weiterbildungsordnung der Bundesärztekammer

In diesem Abschnitt werden die Richtlinien zur Zusatzweiterbildung Notfallmedizin der (Muster-) Weiterbildungsordnung 2003 der Bundesärztekammer in ihrer Fassung vom 28.6.2013 im Originalwortlaut wiedergegeben.[104]

Definition:

Die Zusatz-Weiterbildung Notfallmedizin umfasst die Erkennung drohender oder eingetretener Notfallsituationen und die Behandlung von Notfällen sowie die Wiederherstellung und Aufrechterhaltung akut bedrohter Vitalfunktionen.

Weiterbildungsziel:

Ziel der Zusatz-Weiterbildung ist die Erlangung der fachlichen Kompetenz in Notfallmedizin nach Ableistung der vorgeschriebenen Weiterbildungszeit und Weiterbildungsinhalte sowie des Weiterbildungskurses und der Notarzt-Einsätze.

Voraussetzung zum Erwerb der Bezeichnung:

24 Monate Weiterbildung in einem Gebiet der unmittelbaren Patientenversorgung im stationären Bereich bei einem Weiterbildungsbefugten an einer Weiterbildungsstätte gemäß § 5 Abs.1 Satz 1.

Weiterbildungszeit:

6 Monate Weiterbildung in Intensivmedizin, Anästhesiologie oder in der Notfallaufnahme unter Anleitung eines Weiterbildungsbefugten gemäß § 5 Abs.1.

80 Stunden Kurs-Weiterbildung gemäß § 4 Abs. 8 in allgemeiner und spezieller Notfallbehandlung und anschließend unter Anleitung eines verantwortlichen Notarztes **50 Einsätze** im Notarztwagen oder Rettungshubschrauber.

Weiterbildungsinhalt:

Erwerb von Kenntnissen, Erfahrungen und Fertigkeiten in

- den rechtlichen und organisatorischen Grundlagen des Rettungsdienstes
- der Erkennung und Behandlung akuter Störungen der Vitalfunktionen einschließlich der dazu erforderlichen instrumentellen und apparativen Techniken wie
  - endotracheale Intubation
  - manuelle und maschinelle Beatmung
  - kardio-pulmonale Wiederbelebung

---

[104] Bundesärztekammer [2013], S. 178 f.

- o Punktions- und Katheterisierungstechniken einschließlich Anlage zentralvenöser Zugänge und Thoraxdrainage
- der Notfallmedikation einschließlich Analgesierungs- und Sedierungsverfahren
- der sachgerechten Lagerung von Notfallpatienten
- der Herstellung der Transportfähigkeit
- den Besonderheiten beim Massenanfall Verletzter und Erkrankter einschließlich Sichtung.

Weiterbildungsinhalte der MBO der BÄK sind im (Muster-) Kursbuch Notfallmedizin (MKB) hinterlegt. Das MKB Notfallmedizin beinhaltet methodische Empfehlungen, Lehr- und Lerninhalte für den Weiterbildungskurs zum Inhalt der Zusatzweiterbildung Notfallmedizin, welches von den Ländern unterschiedlich von eigenständigen zertifizierten Anbietern umgesetzt wird. Daher sind in der Literatur etliche Kursbücher bzw. Weiterbildungsmaterialien zu finden, die sich letztlich auf das (Muster-) Kursbuch beziehen, wodurch jedoch ein heterogenes Weiterbildungsszenario entsteht. Im Folgenden werden die Originallehrinhalte des MKB Notfallmedizin in seiner Fassung vom 17.1.2014 überblicksartig vorgestellt, um eine Schwerpunktakzentuierung der einzelnen Bundesländer zu vermeiden.[105]

6.2 Das (Muster-) Kursbuch Notfallmedizin und der EuSEM-Curriculum

Neben organisatorischen Empfehlungen zu Kursdurchführung und -aufbau sind im MKB Kursinhalte in folgenden Blöcken untergliedert:
- Grundlagen und Basisversorgung
- Reanimation, Internistische Notfälle I
- Internistische Notfälle II
- Sonstige Notfälle I
- Traumatologie I
- Traumatologie II
- Sonstige Notfälle II, Air-Way-Management
- Einsatztaktik.

---

[105] Vgl. Bundesärztekammer [2014], S. 3 ff.

Im Vergleich hierzu untergliedert sich das Ausbildungscurriculum der European Society of Emergency Medicine (EuSEM) (übersetzt und übertragen ins Deutsche von der DGINA) in Kompetenzen, Kenntnisse und Fähigkeiten wie folgt:[106]

- Kernkompetenzen des europäischen Notfallmediziners
- Kernwissen zu Erkrankungen einzelner Organsysteme
- Häufig auftretende Symptome
- Spezifische Aspekte der Notfallmedizin
- Zentrale klinische Maßnahmen und Kompetenzen.

Zudem geht es auf die Ausbildungsstruktur für Notfallmediziner in Europa nach den Gesichtspunkten

- Ausbildungsprozess
- Fachbereich
- Auszubildende
- Trainingszentren
- Bewertung der Ausbildung

ein und skizziert künftige Entwicklungen.

Grundsätzlich sind die medizinisch-fachlichen Lehrinhalte der beiden Ausbildungscurricula miteinander vergleichbar. Wohingegen Notfälle im MKB eher Fachdisziplinen zugeordnet werden, orientiert sich der EuSEM-Curriculum an Erkrankungen der Organsysteme und ist deutlich symptombasierter, was laut gängiger Expertenmeinung der diagnosekonzentrierten Methode vorzuziehen ist, da sich Notfallpatienten mit Symptomen präsentieren und nicht mit einer Diagnose.[107] Zudem ließe sich eine leitsymptomgestützte Anamnese optimaler mit anderen Einschätzungsmethoden wie der Manchester Triage verbinden und ist im Zuge der Kompetenzerhöhung des nichtärztlichen Personals zu favorisieren. Zuzüglich wird im EuSEM-Curriculum Fokus auf die Kompetenzvermittlung klinischer Maßnahmen gerichtet. Grundlagen zur Basisversorgung, Spezialsituationen wie Verhalten im Großschadensereignis und mediokollegiale Aspekte finden in beiden Ausbildungsvarianten Gewichtung, allerdings vermittelt das MKB stärker Wissen über organisatorische Rahmenbedingungen im Rettungswesen. Aspekte zu Schulung und Forschung sind hingegen nur im EuSEM-Curriculum zu finden. Informationen zur finanzpolitischen Situation (sektorale Trennung und deren Auswirkung auf die ambulante und stationäre Abrechnung) und zu medizinrechtlichen

---

[106] Vgl. DGINA [2009], S. 6 ff.
[107] Vgl. Fleischmann [2011], S. 377.

Fragen (insbesondere arzthaftungsrechtliche Konsequenzen) werden in beiden Curricula vernachlässigt. Hier besteht Optimierungspotential gerade für die Verständnisgenerierung junger Ärzte für eine verbesserte leitliniengerechte Nutzung von notfallmedizinischer Technik und zur Erhöhung der Dokumentationsqualität.

Der größte Unterschied liegt in der Ausbildungszeit und dem Abschluss. Wohingegen das MKB Notfallmedizin nach 24monatiger stationärer Tätigkeit Lehrinhalte in 80stündiger Weiterbildung vermittelt und lediglich eine Zusatzqualifikation erworben werden kann, soll nach dem EuSEM-Curriculum in insgesamt fünfjähriger Ausbildung der Facharztstatus erworben werden. Beide Ausbildungskonzepte erfordern notfallmedizinische Fachbreite, und es stellt sich die Frage, ob diese in zeitlich limitierter Zusatz- bzw. Weiterbildung laut MKB vermittelbar ist.

6.3 Zusammenfassung

Die Vermittlung von notfallmedizinischen Lehrinhalten nach dem EuSEM-Curriculum ist derer im Kursbuch Notfallmedizin vorzuziehen. Zum einen würde endlich ein bundesweit einheitliches Ausbildungsniveau geschaffen werden, was sich auch positiv auf die Integration des deutschen Gesundheitswesens in die EU-Binnenmarktpolitik mit Blick auf den grenzüberschreitenden Dienstleistungsverkehr (Stichwort Ärztemangel) auswirken könnte. Zum anderen kommt die zeitintensivere und praxisorientierte Ausbildung in der Breite der Einsatzrealität näher, und der Etablierung der Notfallmedizin als eigene Fachdisziplin würde letztlich Sorge getragen. Ein weiterer Vorteil ergibt sich aus der symptombasierten Frühdiagnostik, wodurch mit einem Rückgang von Diagnose- und Therapiefehlern sowie damit einhergehenden Folgeschäden und Letalitätszahlen zu rechnen ist. In diesem Zusammenhang soll ein Exkurs über Fehler und Irrtümer in der Notfallmedizin die Notwendigkeit der Reformierung des derzeitigen Ausbildungsstandes für deutsche Notfallmediziner untermauern.

7. Fehler und Irrtümer in der Notfallmedizin

Notaufnahmen gelten aufgrund der erschwerten Arbeitsbedingungen für pflegerisches und ärztliches Personal als Hochrisikobereich. Allem voran der hohe Zeit- und Entscheidungsdruck, die verschiedenartigsten Krankheits- und Verletzungsbilder mit jeweiligen Behandlungsdringlichkeiten, multikausale Prozessabläufe und Multimorbidität, die tendenziell steigende Patientenfluktuation sowie personale und räumliche Limitationen zeigen die Notwendigkeit für ein strukturiertes Risikomanagement.[108] Die Fehlerinzidenz in der Notaufnahme beläuft sich laut Koppenberg auf 8,8 Teamfehler pro Tag (Vergleich ITS 1,7 Fehler pro Patient und Tag), wobei mindestens die Hälfte aller unerwünschten Ereignisse vermeidbar gewesen wäre.[109] Hauptgründe für Fehler und Irrtümer in der Notfallmedizin sind falsche oder verzögerte Diagnosen und Therapien, die am häufigsten bei Lungenembolie, Myokardinfarkt, Krebserkrankungen, Schlaganfall und Frakturen auftreten.[110] Dies korreliert mit den hohen Myokardletalitätszahlen 2013 im internationalen Vergleich und der Behandlungsfehlerstatistik der BÄK 2012, die von Diagnose- und Therapiefehlern in der Unfallchirurgie (insb. Gonar- und Koxathrose), Onkologie (insb. Mamma Karzinom) und Kardiologie angeführt wird.[111]

Hauptgründe für falsche oder verzögerte Diagnostik und Therapie liegen hauptsächlich in der unvollständigen Anamneseerhebung aufgrund sogenannter Bias, d. h. der Voreingenommenheit oder Beeinflussung des behandelnden Arztes, die sich oft in mangelnden Differentialdiagnosen, Fehleinschätzung eigener Fachkompetenz und der von Kollegen sowie in mangelnder Nutzung von Technik und Hilfsmitteln (kein primäres Schreiben von 12-Kanal-EKG bei Verdachtsdiagnose Abdomen oder AMI) widerspiegelt.[112] In vielen Fällen resultiert dies aus unbegründetem Nichteinhalten internationaler Leitlinien und Nichtnutzung von standardisierter Dokumentation bzw. aus lückenhafter Dokumentation (z. B. Notarzteinsatzprotokoll). Interessanterweise wurde die Hypothese verworfen, dass die Richtigkeit der am Notfallort gestellten Erstdiagnose vom Aus- bzw. Weiterbildungsstatus oder von der Fachdisziplin der Notfallmediziner abhängt.[113] Verschiedene Studien belegen, dass Gründe für mangelhafte Diagnose- und Therapie vielmehr mit der Einsatzfrequenz der tätigen Notärzte zusammenhängen und in der fehlenden Ausstattung und Nutzung der Technik auf RTW und NEF, der mangelnden kontinuierlichen Weiterbildung und Schulung der Notfallmediziner und der schlechten

---

[108] Vgl. Urban [2011], S. 251.
[109] Vgl. Koppenberg [2011], S. 245; Vgl. Urban [2011], S. 249.
[110] Vgl. Urban [2011], S. 253.
[111] Vgl. Bundesärztekammer [2013], S.6; Vgl. Health Power House [2014], S.10.
[112] Vgl. Kerner [2010], S. 1 f; Vgl. Urban [2011], S. 252.
[113] Vgl. Berg [2010], Seite 33.

Dokumentationsqualität liegen.[114] Diese Aussage kann teilweise durch die eigene Studie unterstützt werden (siehe Kapitel *11. Studie*). Kritisch wird in diesem Zusammenhang noch einmal auf die bundesweit uneinheitliche Regelung zur Vorhaltung von Medizintechnik und Medikamenten in der Präklinik (12-Kanal-EKG und Lysemöglichkeit) hingewiesen, die ein leitliniengerechtes notfallmedizinisches Handeln in einigen Bundesländern erschwert oder sogar unmöglich macht.[115]

Eine Standardisierung der Rettungsdienstgesetze sowie die Vereinheitlichung der Ausbildungsinhalte für Notfallmediziner ist unumgänglich und muss mit einem strukturierten Risikomanagement zur Risikoidentifizierung (Fehleinschätzungen, mangelnde Überwachungsmöglichkeiten etc.), Risikobewertung (z. B. Eintrittswahrscheinlichkeit), Risikobewältigung (Algorithmen, SOP, Checklisten, Protokolle etc.) und Risikoüberwachung (z. B. CIRS, M&M Konferenzen) einhergehen.[116] So definiert Neumayr folgende Ansprüche an neue Trainingskonzepte:[117]

- Integration zertifizierter Kurse zur Verbesserung interprofessioneller und interdisziplinärer Zusammenarbeit, d. h. eine einheitliche Ausbildung mit Vermittlung von Lehrinhalten in der Breite
- Integration evidenzbasierter Lehraussagen, d. h. Etablierung der Notfallmedizin als eigene Fachdisziplin
- Standardisierte und kompetenzorientierte praktische Erfolgskontrolle, d. h. verpflichtende einheitliche Regelung in den Ländern zu Personal und Ausstattung
- Standardisierte regelmäßige Kompetenzprüfung, d. h. verpflichtende kontinuierliche Weiterbildung auch für langjährig tätige Notfallmediziner.

Zusammenfassend ist zu sagen, dass dringender Handlungsbedarf im Umgang mit Fehlern und Irrtümern in der Notfallmedizin gegeben ist, der durch neue Aus- und Weiterbildungs- bzw. Trainingskonzepte sowie durch ein strukturiertes Risikomanagement unter Akzeptanz der Notaufnahme als Hochrisikobereich unterstützt werden kann. Die Etablierung des Facharztes für Notfallmedizin mit Vermittlung von notfallmedizinischer Kompetenz in der Breite und unter Einbeziehung von sogenannten ‚social skills' sollte sich positiv auf die Entwicklung von Behandlungsfehlerstatistiken und Letalitätszahlen auswirken.

---

[114] Vgl. Jochen [2010], S. 50; Vgl. Kunze [2011], S. 77 ff; Vgl. Kirchner [1987], S. 100; Vgl. Kühnast [2000], S. 67; Vgl. Libuda [1988], S. 78.
[115] Vgl. Kunze [2011], S. 14 ff.
[116] Vgl. Koppenberg [2011], S. 245 ff.
[117] Vgl. Neumayr [2013], S. 176 f.

8. Klinische Notfallversorgung

Rettungsstellen bzw. Notaufnahmen kommt eine bedeutsame Schnittstellenfunktion bei der Versorgung notfallmedizinischer Patienten zu, da diese immerhin zwischen 30-50% der Gesamtaufnahmen eines Krankenhause ausmachen, wovon wiederum ein erheblicher Teil über den Rettungsdienst erfolgt.[118] Dieses Kapitel beschäftigt sich eingehend mit den Rahmenbedingungen der innerklinischen Patientenversorgung und stellt schwerpunktmäßig die Notwendigkeit interdisziplinär und interprofessionell arbeitender zentraler Notaufnahmen dar. Dazu werden mögliche Formen, architektonische, organisatorische bzw. prozessuale und personale Anforderungen erläutert und Lösungsmöglichkeiten zur Kompensation bestehender Probleme aufgezeigt. Abrundend wird der Frage nachgegangen, inwieweit die Etablierung der Notfallmedizin als eigene Fachdisziplin und die Einführung des Facharztstatus' zur Unterstützung des Konzepts ZNA dienlich oder gar erforderlich sind.

8.1 Rahmenbedingungen – Status-quo

Im Bereich der Notfallmedizin ist deutschlandweit in den letzten Jahren ein steigendes Patientenaufkommen aus mannigfaltigen Gründen zu verzeichnen. Ein Hauptproblem ist der sozio-demographische Wandel: der stetig wachsende Anteil multimorbider Patienten mit komplexen Krankheitsbildern durch höhere Lebenserwartungen trifft auf infrastrukturelle und personale Versorgungsprobleme gerade in Abwanderungsregionen. Die Zahl der Krankenhauseinweisungen durch fehlende flächendeckende haus- und fachärztliche Versorgung steigt ebenfalls tendenziell. Wie bereits geschildert, haben sich viele Kliniken spezialisiert und somit von der akutmedizinischen Versorgung abgewandt, sodass verbleibende Krankenhäuser diese (Fehl-) Entwicklung für den notfallmedizinischen Bereich abfedern müssen. Zudem kollidiert die steigende Zahl selbstständig vorsteliger Patienten mit deren stärkeren Bewusstsein für Erkrankungen, größeren Erwartungen an die Medizin sowie einem veränderten Konsumverhalten („ich-sofort-alles-Gesellschaft")[119] sowie mit dem problematischen Arztmangel und der veränderten Erwartungshaltung der jungen Ärzte (z. B. Frauenanteil, Dienstplanmodelle von Berufspendlern, Work-Life-Balance).[120] Im Ergebnis sinken sowohl Patientensicherheit als auch Mitarbeiterzufriedenheit, und wirklich vital bedrohte Patienten laufen Gefahr der Unterversorgung durch immense Wartezeiten nach ‚first in – first out'

---

[118] Vgl. Schlechtriemen [2011], S. 40.
[119] Lackner [2011], S. 19 ff.
[120] Vgl. Zimmermann [2009], S. 116.

Prinzip sowie der zunehmenden Leistungsverdichtung. Krankenhausleitungen sehen sich neuen Herausforderungen in der Personal- und Investitionspolitik gegenübergestellt, die effiziente Restrukturierungen von Notfallstationen mit sich bringen. Diese werden nachfolgend dargestellt.

8.2 Entwicklung und Organisationsformen von Notaufnahmen

Noch vor 50 Jahren wurden Notfallpatienten nach zügiger Anamnese und körperlicher Untersuchung hospitalisiert oder operiert, und Notaufnahmen wurden an internistische oder (unfall-) chirurgische Abteilungen angegliedert, unter dessen chefärztliche Leitung sie auch fielen.[121] Gerade diese Entwicklung ist der Grund für die ungenügende Festlegung von Zuständigkeiten und Verantwortlichkeiten. Gleichzeitig werden Neustrukturierungen durch bestehende Besitzstandwahrung seitens der Fachdisziplinen an Räume, Technik und Personal erschwert oder boykottiert. Deutsche Notaufnahmen verharren in dieser Entwicklungsstarre und Experten bemängeln immer wieder die Vernachlässigung der innerklinischen Notfallversorgung. Dem gegenüber haben sich in sämtlichen angelsächsischen und den meisten EU-Ländern längst selbstständig arbeitende Notfallstationen etabliert, und die Notfallmedizin erfährt dort durch hochgradig spezialisiertes Personal mit weitgehenden Entscheidungs- und Handlungskompetenzen seit Jahren Anerkennung und Unterstützung.[122] Allerdings zeichnet sich auch in Deutschland eine Trendwende ab: immer mehr Kliniken entwickeln sich weg von mono- oder multidisziplinär geführten Notaufnahmen, wo einzelne Fachdisziplinen in eigenen Behandlungsräumen nebeneinander arbeiten und sich die ärztliche Kooperation meist auf Konsultationsanforderungen beschränkt, hin zu interdisziplinären zentralen Notaufnahmen unter organisatorischer ober- oder gar chefärztlicher Leitung. Neben ökonomisch motivierten Neustrukturierungsmaßnahmen seitens der Krankenhausleitungen als Antwort auf Veränderungen in der Finanzstruktur und Erlössituation durch die DRG-Einführung soll eine optimale Patientenversorgung sichergestellt werden. Erwähnenswert ist zudem, dass Rettungsstellen in ihrer Außenwirkung eine beachtliche PR-Wirkung zugeschrieben wird. Durch hohe Struktur- und Prozessqualität entlang der Patientenpfade werden Diagnostik und Therapie initiiert und Patientenströme intelligent gesteuert.[123] Allerdings ist dieser Bereich sehr heterogen, und Konzepte reichen von sogenannten Portalkliniken bis hin zu zentral geführten Notaufnahmen mit oder ohne integrierte Ambulanzen. Vorteile sogenannter ‚stand-alone' Notaufnahmen ergeben sich insbesondere für Kliniken mit geringerer Bettenzahl, die über Kooperation

---

[121] Vgl. Zimmermann [2009], S. 15 f.
[122] Vgl. Singh [2008], S. 26.
[123] Vgl. Kirsch/Gries [2013], S. 596.

oder strategische Allianzen mit anderen Kliniken ihre Marktposition durch Angebotser-weiterung in Diagnostik und Therapie halten oder ausbauen können und sich ideal in strukturschwachen Regionen eignen.[124] Sie sind vergleichbar mit den aus dem ambu-lanten Sektor bekannten niedergelassenen Arztgemeinschaften, z. B. medizinischen Versorgungseinheiten (MVZ), die sich aktuell hauptsächlich aus wirtschaftlichen Gründen großer Beliebtheit erfreuen. Nachteilig sind die anfangs hohen Investitions-kosten und der zeitintensive Aufbau von Kommunikations- und Informationsnetzen (z. B. telemetrische Vernetzung) zwischen Portalnehmern und -gebern sowie die Abhän-gigkeit von kommunalen bzw. regionalen Rahmenbedingungen.[125] Beispielhaft für ein intelligentes Schnittstellenmanagement ist die Kooperation eines Multiversorgers (Portalgeber) mit einer neurologischen Fachklinik (Portalnehmer). Durch gemeinsame Entwicklung notwendiger Patientenpfade unter gezielter Einbindung eigener und externer Ärzte und durch Unterstützung durch EDV und Teleradiologie kann beispiels-weise erfolgreich eine Stroke Unit aufgebaut und zertifiziert werden. So werden Fachärzte aus Rettungsstelle, Radiologie, Innerer Medizin und der Neurologie befähigt, zügig adäquat die Versorgung von Akutpatienten durch Steuerung der Patientenströme in den Hochrisikobereichen zu gewährleisten.

Zentral geführte Notaufnahmen zeichnen sich durch ein hohes Maß an Interdisziplinari-tät bzw. -professionalität aus und bedürfen eines umfangreichen inner- und außerklini-schen Schnittstellenmanagements. Im Folgenden werden bauliche (strukturelle), organisatorische (prozessuale) und personale Anforderungen zum erfolgreichen Aufbau und zur nachhaltigen Führung einer interdisziplinär geführten zentralen Notaufnahme aufgezeigt.

8.3 Die interdisziplinär geführte Zentrale Notaufnahme

Hauptziel der ZNA ist die initiale Diagnostik und Therapie sämtlicher geplant und ungeplant eintreffender (Akut-) Patienten unabhängig von Krankheitsbild und -schwere. Patienten erwarten umfängliche Informationen ab der administrativen Aufnahme, kurze Wartezeiten, adäquate pflegerische und ärztliche Behandlung sowie Aufmerksamkeit für ihre individuellen Beschwerden und setzen hygienische Verhältnisse und an-spruchsvoll ausgestattete Aufenthaltsbereiche (z. B. TV) voraus.[126] Die Krankenhaus-leitung wünscht neben qualitativ hochwertiger pflegerischer und medizinischer Patien-tenversorgung gleichzeitig eine möglichst effiziente und ressourcenschonende Einsatzplanung von Ausstattung und Personal, um die hohen Vorhaltekosten einer

---

[124] Vgl. Zimmermann [2009], S. 20.
[125] Vgl. Zimmermann [2009], S. 21.
[126] Vgl. Klöss [2011], S. 3.

ZNA zu optimieren. Somit kommt der Organisationseinheit ZNA große Bedeutung beim Management von Patientenströmen (Risikostratifikation, Verweildauern, Fremdlieger etc.) und in der Erlössteuerung zu, die stark an bauliche, prozessuale und personale Voraussetzungen gebunden ist. Aufgrund eingangs beschriebener Probleme ist eine medizinisch-adäquate und ökonomisch-effiziente Patientenversorgung nach alten Konzepten schlichtweg nicht tragbar, und viele Krankenhäuser reagieren auf diesen Trend durch die Etablierung interdisziplinär geführter zentraler Notaufnahmen.

Bei der strukturellen bzw. baulichen Planung einer solchen ZNA stellt sich grundsätzlich die Frage nach Krankenhausgröße und -funktion. Handelt es sich um einen sogenannten Multi- oder Maximalversorger? Das heißt, welche Funktionseinheiten oder Spezialabteilungen wie Chest Pain Unit (CPU), Herzkatheterlabor (HKL), Stroke Unit (STU) oder Spezialkliniken wie HNO und Ophthalmologie sind vorhanden? Über wie viele Betten verfügt das Krankenhaus, und wie hoch ist die Zahl der ambulanten und stationären Patienten nach Schweregrad? Laufen elektive Patienten über die Rettungsstelle, und wie ist die Patientenfluktuation (Peaks)? Inwieweit ist die ZNA an neben- und nachgelagerte Prozesse (z. B. Patientenbegleitdienst, Bettenbelegungsmanagement, Radiologie etc.) angegliedert? All diese Fragen lassen darauf schließen, dass bauliche und prozessuale Aspekte nicht voneinander zu trennen sind und strukturdominierte Notaufnahmen mit erheblichen Problemen zu kämpfen haben, die sich in hohen Prozess- bzw. Opportunitätskosten widerspiegeln.

8.3.1 Architektur und Technik

Theoretische Hauptmerkmale einer zentralen Notaufnahme sind die kompakte Bauweise, Übersichtlichkeit der Räume und Flure sowie kurze Wege zu den Funktionsabteilungen.[127] Leider sieht die Praxis oft anders aus: überfüllte Wartezimmer und Behandlungsräume, Patienten auf Tragen in den Fluren, herumirrende Angehörige und suchendes Rettungsdienstpersonal sowie zeitweise Bindung von Rettungsstellenpersonal aufgrund langer Wege, beispielsweise zum Zentrallabor, sind exemplarisch für die Zustände in den meisten Notaufnahmen. Idealerweise sollte jeder Patient zu jedem Zeitpunkt in Sichtmöglichkeit sein. Dies ist realisierbar durch offene Empfangstresen oder Sichtfenster zu den Wartezonen. Letzteres ist aus Datenschutzgründen vorzuziehen. Klar strukturierte Zonen und gut ausgeschilderte Wege sind unabdinglich, da Patienten- und Personalwege minimiert werden können. Weiterhin ist eine bauliche Nähe zu den Funktionen, insbesondere Röntgen und Labor, dem OP-Bereich, dem HKL und der Endoskopie, nötig. Aufgrund räumlicher Limitation werden Spezialunter-

---

[127] Vgl. Krey [2011], S.106.

suchungen (z. B. Gynäkologie und Urologie) oft von der ZNA getrennt und finden als Konsultationsuntersuchungen auf den Stationen statt. In Abhängigkeit vom Leistungsspektrum und der Konzipierung der ZNA müssen Räume für Ambulanzen, Kurzliegerstationen (CDU), Aufnahmestationen, Fast Tracks, Triageräume und Isolationsräume (z. B. Infektionen oder Intoxikationen) etc. vorgehalten werden. Überlegenswert ist auch die Integration von Anästhesiologie- und Wundsprechstunden in diesem Bereich, sollte die ambulante Routineversorgung in der ZNA stattfinden. Schockräume befinden sich idealer Weise außerhalb der Sichtweite von Wartezimmern und richten sich in Ausstattung und Größe nach den Empfehlungen der Deutschen Gesellschaft für Unfallchirurgie (DGU).[128] In den letzten Jahren hat sich im Zuge der Einführung von Ersteinschätzungskonzepten (siehe Kapitel *8.3.2 Struktur und Prozesse*) die Anordnung der Räumlichkeiten nach Gefährdungslage etabliert, deren stationsübergreifende Übersichtlichkeit durch technische Monitoringlösungen unterstützt wird.

Auf die Aufzählung der kompletten Ausstattung der Notaufnahme sei hier verzichtet. In jedem Fall gehört medizintechnisches Equipment zur Stabilisierung und initialen bildgebenden Diagnostik (z. B. Sonographie, mobile Röntgenwagen), Basismonitoring zum Erfassen der Vitalparameter (z. B. EKG, Blutdruck, Pulsoximetrie) sowie für die Akutmedizin wichtige Apparate zur Erfüllung leitliniengerechter Patientenversorgung (z. B. 12-Kanal-EKG, Blutgasanalyse) zur Basisausstattung moderner Notaufnahmen.[129] Die Verfügbarkeit eines CT vor Ort oder zumindest in räumlicher Nähe ist unabdinglich. Selbstredend verlangt die Notaufnahme nach einer logischen und übersichtlichen Anordnung aller Verbrauchsmaterialien und Hilfsmittel.

Die Ausrichtung der Informatik mit elektronischem Dokumentations- und Informationssystemen auf die speziellen Bedürfnisse in der Notaufnahme ist im digitalen Zeitalter unverzichtbar.[130] Auf Dokumentationslösungen wird im Kapitel *9. Dokumentation* gesondert eingegangen.

In jedem Fall sind Medizintechnik und Qualitätsmanagement gefordert, den Umgang mit der Technik durch Schulungen und Trainings sowie Dokumentation derselben zu sichern, um so sich rasant entwickelnden Neuerungen des dynamischen Medizintechnikmarktes zu begegnen, die neben der Schnittstellenproblematik mit Patientensicherheit und Haftungsrisiken einhergehen.

---

[128] Vgl. Kirsch/Gries [2013], S. 596; Vgl. Krey [2011], S. 119.
[129] Vgl. Kirsch/Gries [2013], S. 596.
[130] Vgl. Zimmermann [2009], S. 125.

8.3.2 Struktur und Prozesse

Für zentrale Notaufnahmen mit integrierter Routine- bzw. Normalambulanz spricht die verbesserte ökonomische Auslastung der Ressourcen. Insbesondere Vorhaltekosten im Personalbereich können so reduziert werden.[131] Allerdings bedarf diese Lösung einer detaillierten Kennzahlenerhebung der oben beschriebenen Daten und einer rigiden Leitung mit klar definierten inhaltlichen und zeitlichen Regelungen und Abgrenzungen (unter Beachtung von Peaks und Personal). Die Nutzung der ZNA als Prämedikations- oder Schmerzambulanz oder die Integration eines Fast Tracks ist in Zeiten mit geringem Patientenaufkommen anzuraten, jedoch besteht die Gefahr, dass andere Fachdisziplinen die ZNA als willkommene Möglichkeit zur Reduzierung ihres eigenen Patientenaufkommens und Personalaufwands missbrauchen. Gegen eine solche Routineambulanz spricht die Tatsache, dass kaum eine Trennung zwischen Patienten mit akuten Schmerzen und sogenannten Bagatellkrankheiten vorgenommen wird und sich dies nachteilig auf die Versorgung von Notfallpatienten auswirken könnte. Eine räumliche Trennung von Elektiv- und Akutpatienten ist daher anzuraten. Zudem macht eine Trennung von selbstständig vorstelligen und durch den Rettungsdienst eingelieferten Patienten ebenfalls Sinn. Um einen Überblick über das gesamte Patientenaufkommen und insbesondere die Behandlungsdringlichkeit zu behalten, haben sich Konzepte der Ersteinschätzung wie das der Manchester Triage bewährt. Somit können Akutpatienten von Patienten mit minoren Krankheitsbildern durch schnellen Erstkontakt (i. d. R. durch eine geschulte Pflegekraft) herausgefiltert und schnellstmöglich der notwendigen Diagnostik und weiterführenden Therapie zugeführt werden. Dieses Mittel der Risikostratifikation wirkt sich allem voran günstig auf Wartezeiten aus und beschleunigt nachgelagerte Prozesse (z. B. Konsultationsanforderungen, Hospitalisierungen). Das Manchester Triage System (MTS) ist symptomorientiert (Verzicht auf Verdachtsdiagnosen), chartbasiert (Präsentationsdiagramme), unterscheidet generelle und spezielle Indikatoren und bestimmt die Behandlungsdringlichkeit durch Hinterlegung von Zeitwerten.[132]

---

[131] Vgl. Bernhard/Gries [2013], S. 29.
[132] Vgl. Mackway-Jones [2011], S. 17 ff.

Ziffer	Name	Farbe	Max. Zeit	Kontrolleinschätzung spätestens nach
Eintreffen bis Ersteinschätzung			5 Minuten	
1	Sofort	Rot	0 Minuten	
2	Sehr dringend	Orange	10 Minuten	10 Minuten
3	Dringend	Gelb	30 Minuten	30 Minuten
4	Normal	Grün	90 Minuten	90 Minuten
5	Nicht dringend	Blau	120 Minuten	120 Minuten

Abb. 2: Zeitwerte der Manchester Triage
(Quelle: Krey [2010], o. S.)

Das MTS fällt unter die Delegation ärztlicher Tätigkeiten und kann an pflegerisches Personal übertragen werden. Allerdings setzt die Umsetzung räumliche (Triageraum) und personale (Triagekraft) Restrukturierungen voraus, die in der pflegerischen Dienstplanung beachtet werden müssen. Neben dem hohen Schulungsaufwand ist bei der Einführung dieses Konzeptes mit erheblichem Widerstand insbesondere seitens der Ärzte zu rechnen, da zunächst das Verständnis generiert werden muss, dass gerade in Stoßzeiten die triagierende Pflegekraft für die Behandlungsräume nicht zur Verfügung steht. Kombiniert mit Labor- und Leistungsstandards (Profilerstellung) sowie Schnelltestgeräten (POCT) potenziert sich die Effizienz, da zuverlässige Verdachtsdiagnosen durch entscheidungskritische Marker zur Steigerung der Patientensicherheit und zur Reduzierung der Prozesskosten führen. Pflegekräfte können befähigt werden, durch klar definierte Algorithmen bzw. Standard Operating Procedures (SOP), die Ersteinschätzung mit der Abnahme von Vitalparametern und Blutschnelltest noch vor Ort zu kombinieren. Wartezeiten von Ärzten auf wichtige Laborwerte werden so gesenkt, und die Patientensicherheit steigt durch das Ausschlussverfahren zeitkritischer Krankheitsbilder ('rule-out').[133] Gerade in Notaufnahmen mit langen Wegen zum Zentrallabor und Ärzten in Rufbereitschaft/ parallelem Stationsdienst führt diese Lösung zur Reduzierung von Opportunitätskosten und dient dem Qualitätsmanagement zur Evaluation und ggf. nötigen Gegensteuerung von Fehlentwicklungen. Einige Krankenhäuser integrieren das MTS in ihr Krankenhausinformationssystem (KIS) und schaffen somit ein ideales Monitoring sowohl in der Rettungsstelle als auch für diensthabende Ärzte auf den Stationen. In jedem Fall ist diese Lösung ein Beispiel für prozessorientiertes Vorgehen, wo sich strukturelle Bedingungen an Behandlungspfaden orientieren und durch moderne Technik unterstützt werden.

---

[133] Vgl. Stockfisch-Lindenau [2013], S. 232 f.

Neben der Entscheidung über zu integrierende Ambulanzen ist die Frage nach der Integration oder Ankopplung einer Aufnahmestation von großer Relevanz. Aufnahmestationen haben den Vorteil in sogenannter Pufferfunktion Patientenströme zu steuern, insbesondere bei Patienten, bei denen Krankheitsschwere und Fachdisziplin nicht sofort festgelegt werden können.[134] Eine solche Aufnahmestation setzt aber klare zeitliche Regelungen voraus (z. B. OP- und Visitenzeiten) und ist an das Bettenbelegungs- und Entlassmanagement gebunden. Zudem müssen Abläufe medizinisch-inhaltlich von Algorithmen und SOP gestützt und durch (ärztliche) Leitung und Weisungsbefugnis kontrolliert werden. Gerade bei Kapazitätsproblemen oder durch übertriebenes Sicherheitsdenken und Kompetenzgerangel der einzelnen Fachgebiete läuft eine solche Station Gefahr, als „Lückenbüßer" missbraucht zu werden. Bei anfänglich hohen Investitionskosten für Räume, Technik und Personal können so Patientenströme gesteuert werden, was sich positiv auf Fremdliegerzahlen sowie untere Grenzverweildauern auswirkt und durchaus ökonomische Vorteile mit sich bringt. Alternativ können Kurzliegerstationen, sogenannte Monitoring oder Clinical Decision Units (CDU), aufgebaut werden, die im selben Wirkprinzip funktionieren und eingehend im Kapitel 3.2.2 Vergütung stationärer Leistungen beschrieben werden.

8.3.3 Personal

Deutsche Kliniken sehen sich derzeit mit zwei Hauptproblemen im Personalbereich konfrontiert: zum einen müssen Möglichkeiten gefunden werden, den bereits erwähnten Arztmangel zu kompensieren. Zum anderen bemängeln Experten immer wieder die Versorgungsqualität von Akutpatienten im Hochrisikobereich Notaufnahme, da oftmals unerfahrene Assistenzärzte aus verschiedenen Fachdisziplinen im Einsatz sind, sodass nicht einmal eine adäquate Versorgung mit Tiefenwissen aufgrund mangelnder Expertise möglich ist.[135] Zudem herrscht die Meinung vor, dass erfahrene Ärzte präziser und effizienter arbeiten (z.B. weniger Doppeluntersuchungen, Laboranforderungen, Rücksprachen) und eine evidenzbasierte und kosteneffektive Notfallbehandlung nur durch einen Facharzt sichergestellt werden kann.[136] Dabei „ist (...in der Notaufnahme) die Komplexität der notfallmedizinischen Entscheidungen wesentlich höher als in der Präklinik".[137] Daher fordert die DGINA seit Jahren die Einführung des Facharztes für Notfallmedizin, dessen fünfjährige Ausbildungsinhalte im EuSEM Curriculum verfasst sind (siehe Kapitel 6.2 Das (Muster-) Kursbuch Notfallmedizin und der EuSEM-Curriculum), sowie die Etablierung der Notfallmedizin als eigene Fachdis-

---

[134] Vgl. Bernhard/Gries [2013], S. 32.
[135] Vgl. Singh [2008], S. 26.
[136] Vgl. Gries [2011], S. 197; Vgl. Schiner [2008], S. 1.
[137] Vgl. Fleischmann [2007], S. 829.

ziplin. Neben dem Widerstand seitens der Fachabteilungen (vorrangig internistische und (unfall-) chirurgische Disziplinen) - oftmals aus überholten Besitzansprüchen und Hierarchiedenken - ist diese Neuerung jedoch mit hohen Kosten und nur langfristig umsetzbar, da in Deutschland geschätzte 500 Notfallexperten nötig wären und aufgrund des föderalistischen Grundprinzips eine standardisierte, d. h. bundesweit einheitliche, evidenzbasierte Notfallmedizin derzeit schlichtweg Utopie ist.[138]

Zur Kompensation dieser Notfalllücke greifen bereits einige Krankenhäuser auf neue Konzepte in der Personal- bzw. Dienstplanung zurück, in dem ein Pool fester für die Notaufnahme eingeteilter Ärzte mit hoher Berufserfahrung (zumeist Internisten) Rotationsärzte vor allem während der Peaks unterstützt. Diese adäquate personale Besetzung entsprechend des Patientenaufkommens und Leistungsspektrums ist somit eine wesentliche Voraussetzung zur Erhaltung der Patientensicherheit und Mitarbeiterzufriedenheit.[139] Es ist daher erklärte Aufgabe der Krankenhausleitung, ein professionelles strategisches Personalmanagement zur Kompetenzentwicklung sämtlichen in der Notfallmedizin tätigen Personals - Rettungskräfte, Notärzte, Notfallmediziner und Pflegekräfte - aber auch unterstützenden Personals wie Mitarbeiter aus den Funktionen oder dem Patientenbegleitdienst aufzubauen.[140] Leider ist laut Gries die „notwendige Anzahl des in der ZNA tätigen Personals oftmals weniger sachorientiert als berufspolitisch sinnvoll motiviert und daher nicht immer zielführend".[141] Eine oberärztliche oder sogar chefärztliche Leitung mit Durchsetzungsvermögen gegenüber den anderen Fachdisziplinen ist daher nicht nur anzuraten sondern unumgänglich. Neben medizinischer Kompetenz und langjähriger Berufserfahrung muss diese Führungsperson über hohe organisatorische und Sozialkompetenz verfügen. Die Etablierung der Notfallmedizin als eigene Fachdisziplin und der notfallmedizinische Facharztstatus sind gerade hier von großem Vorteil, da im komplexen Hochrisikobereich Notaufnahme Breitenwissen fest integrierter Ärzte limitiertes Fachwissen und geringe Erfahrung von Fach- oder Assistenzärzten ablösen würde. Derzeit sind in der Regel Ärzte in Rufbereitschaft bzw. sogenannte Rotationsärzte in Notaufnahmen tätig, die mangels Berufserfahrung und Fokussierung auf ihre Fachrichtung nicht in der Lage sind, interdisziplinär zu arbeiten und die sich meist kaum mit der Notaufnahme identifizieren.[142] In diesem Zusammenhang müssen noch einmal Kosten- und Qualitätsaspekte erwähnt werden, da weder die hohen Vorhaltekosten von Ärzten verschiedener Fachdisziplinen, die Spezialisierung der Fachärzte, noch der Einsatz im quasi fachfremden und fächerübergreifenden Notfallbereich ökonomisch sinnvoll erscheinen.

---

[138] Vgl. Schiner [2008], S. 1.
[139] Vgl. Gries [2011], S. 198.
[140] Vgl. Eiff/Schüring [2011], S. 340.
[141] Gries [2011], S. 195.
[142] Vgl. Fleischmann [2011], S. 380.

Nachteilig ist bei der Etablierung des Facharztstatus' neben hohen Investitionskosten, Widerständen der Fachgesellschaften und dem zeitlichen Aufwand ebenfalls die Tatsache, dass es kaum zumutbar ist, über Jahrzehnte unter hohem Handlungs- und Zeitdruck in der schichtdienstgeprägten Notaufnahme zu arbeiten. Es stellt sich die Frage nach umfassenden, d. h. ethischen und ökonomischen Exitstrategien für Notfallmediziner. Neben der Verstärkung der Lehrtätigkeit in Fort- und Weiterbildung, wäre der Einsatz in den Funktionsabteilungen oder auf Stationen mit hohem diagnostischem Aufwand eine Möglichkeit, da die Notfallmedizin geprägt ist von starker Nutzung spezialisierter bildgebender Diagnostik (z. B. Ultraschall/ Sonographien). Gerade Funktionsabteilungen würden vom hohen Erfahrungswert und Spezialisierungsgrad ehemals in einer Notaufnahme tätiger Ärzte profitieren.

8.3.4 Schnittstellenmanagement

Die in diesem Kapitel beschriebenen Anforderungen an Architektur, Prozesse und Personal lassen die Komplexität der Organisationseinheit Notaufnahme erkennen. Ein effizientes Schnittstellenmanagement ist gefordert. Die in Krankenhäusern zur Abgrenzung von Kompetenzen und Verantwortlichkeiten wichtige und notwendige Hierarchisierung der Berufsgruppen und -funktionen bzw. -positionen wirkt sich leider nachteilig auf die gesamte Prozesslandschaft aus. Sogenanntes Insel- oder Silodenken erschwert interdisziplinäre Zusammenarbeit, und Interprofessionalität findet - wenn überhaupt - maximal auf einer Station statt. Der fehlende Blick auf vor- und nachgelagerte Prozesse ist ein immenser Kostentreiber, der sich in Informations- und Zeitverlusten sowie ineffizienten Arbeitsmethoden und in Überstunden widerspiegelt. Verschwender wie Suchen, Warten, Extrawege, Doppeluntersuchungen, ständige Unterbrechungen und Fehler sind daher im Krankenhaus an der Tagesordnung. Es ist die Aufgabe der Krankenhausleitung, gezielt das Qualitätsmanagement zur Analyse, Evaluation und notwendiger Optimierung relevanter Prozesse einzusetzen.

Bereits die Schnittstelle zwischen präklinischer und klinischer Notfallversorgung ist von zentraler Bedeutung. Sie umfasst von der Raumplanung (z. B. Trennung liegend transportierter und selbstständig vorstelliger Patienten) bis zum Personalmanagement (z. B. Einbindung eines Notfallteams) vor allem organisatorische Rahmenbedingungen zur Versorgung von Akutpatienten (z. B. AMI, Stroke, Schwerverletzte).[143] Zudem hat die externe interdisziplinäre Zusammenarbeit eine nicht zu unterschätzende Außenwirkung. Neben günstigen baulichen Voraussetzungen für die An- und Abfahrt für den Rettungsdienst und gut ausgeschilderten Wegen ist die Einbindung des rettungsdienst-

---

[143] Vgl. Schlechtriemen [2011], S. 40.

lichen Personals ein Garant für gute Kooperation.[144] Viele Kliniken bieten spezielle Aufenthaltsmöglichkeiten für externes Personal an. So sind Heißgetränke und Essensmarken in Ballungsgebieten Standard. Weiterhin wichtig ist die Einbindung des Personals in krankenhausinterne Prozesse mittels Dokumentation, wie Übergabeprotokolle, die idealer Weise mit dem Rettungsdienstpersonal zusammen entworfen wurden und nicht mit bestehender Dokumentation im KIS kollidieren (z. B. Triageprotokoll). Ein weiteres Beispiel für gelungenes externes Schnittstellenmanagement ist die Integration von niedergelassenen Ärzten in den Tagesablauf des Krankenhauses. Eine zentrale Telefonnummer zum Belegungsmanagement (sog. Bettenhandy) oder die Schaffung eines gemeinsamen Kalenders mit Einsicht oder sogar direktem Zugriff auf die Terminplanung von Ermächtigungsambulanzen sind zwei Beispiele gelungener externer Schnittstellenarbeit.

Internes Schnittstellenmanagement konzentriert sich auf die Anzahl der Aufgaben in der ZNA und hat das Ziel, unterschiedliche Erwartungen sämtlicher Mitarbeiter (Prozesseigner) zu berücksichtigen, Personalressourcen effektiv zu nutzen und somit zügige und effiziente Patientenversorgung zu ermöglichen.[145] Ein Beispiel für gelungenes internes Schnittstellenmanagement ist die Integration des Patientenbegleitdienstes bei gleichzeitig limitiertem Fachpersonal für den qualifizierten Patiententransport von Akutpatienten. Organisatorische Maßnahmen wie die Schaltung einer zentralen internen Telefonnummer, die Ausstattung der Mitarbeiter mit Mobiltelefonen (veraltet Pager) zur ständigen Erreichbarkeit, die Bereitstellung von Vorrangschlüsseln für die Fahrstühle sowie die Ausstattung der Patienten mit Pulsoximetern ermöglichen die Einbindung weniger qualifizierten Personals in den Transport von nicht zeitkritischen oder nicht akut gefährdeten Patienten in die Funktionsabteilungen. Voraussetzung ist die Schulung des Personals, z. B. in Monitoring und Reanimation sowie die Fixierung der Aufgaben und Kompetenzen der Mitarbeiter nach festgelegten Algorithmen im QM-Handbuch (Dienstanweisung). Pflegerisches Personal der Notaufnahme, der Stationen und Funktionsabteilungen wird durch diese Maßnahme stark entlastet.[146]

Großes Potential des Schnittstellenmanagements liegt in der Dokumentation, die im Kapitel *9.2 Klinische Dokumentation* beschrieben wird.

---

[144] Vgl. Scholtes [2011], S. 60 f.
[145] Vgl. Scholtes [2011], S. 57.
[146] Vgl. Lindenau-Stockfisch [2013], S. 122 f.

8.4 Zusammenfassung

Hohes Patientenaufkommen durch infrastrukturelle Lücken in der hausärztlichen Versorgung bei gleichzeitig übersteigerter Anspruchshaltung seitens selbstvorsteliger Patienten und die steigende Anzahl multimorbider Patienten treffen auf rückläufige Zahlen der an der Akutmedizin teilnehmenden Krankenhäuser, Arztmangel, Arbeitseinstellung und Ausbildungsniveau oft junger bzw. unerfahrener Ärzte. Das führt zu zunehmender Leistungsverdichtung einhergehend mit der Gefahr der Unterversorgung insbesondere von Akutpatienten im innerklinischen Bereich. Im internationalen Vergleich kann die innerklinische Notfallversorgung in Deutschland als vernachlässigt bezeichnet werden und wirft kontroverse Diskussionen über Reformierungsmöglichkeiten zur Sicherstellung der Patientenversorgung und zur Erhöhung der Mitarbeiterzufriedenheit auf.

Zur Schließung dieser Versorgungslücken und in Kompensation zu oben beschriebener Problematik zeichnet sich in Deutschland ein Trend zur Entwicklung und Etablierung von interdisziplinär geführten zentralen Notaufnahmen ab. Unter Berücksichtigung hoher Ansprüche an bauliche Planung, prozessoptimierte Strukturen und umfassendes Personalmanagement kann ein effektives und effizientes Notfallmanagement geschaffen werden. Allerdings ist die Professionalisierung des ärztlichen Personals in diesem Bereich unabdinglich. Experten erachten das derzeitige Ausbildungsniveau der in Notaufnahmen tätigen Ärzte als unzureichend und nicht zielführend. Abseits von der situativen assistenzärztlichen Einsatzproblematik ist der Einsatz von in der Tiefe spezialisierten Fachärzten aufgrund hoher Vorhaltekosten ökonomisch sinnfrei und widerspricht zudem der in der Notfallmedizin notwendigen medizinisch-inhaltlichen Breitenerfahrung. Daher ist die Etablierung der Notfallmedizin als eigene Fachdisziplin unter dem Aspekt der Risikostratifikation und Ökonomisierung der Notaufnahmen unverzichtbar und bietet gleichzeitig Basis für die Einführung des Facharztes für Notfallmedizin. Ein Facharztstatus im innerklinischen Bereich wird dringend angeraten, da baulich-strukturelle und organisatorisch-prozessuale Restrukturierungen nur die Rahmenbedingungen zur Kompensation der Unterversorgung von Akutpatienten darstellen können und die interprofessionale Zusammenarbeit unter Beibehaltung derzeitiger Ausbildungskonzepte schwierig ist.

9. Dokumentation

Derzeit mangelt es in Deutschland an einer standardisierten Dokumentation sowohl im prä- bzw. frühklinischen als auch im innerklinischen Bereich. Dabei kommt der Dokumentation neben arzthaftungsrechtlichen Konsequenzen, die bereits im Kapitel *4.1 Notfallmedizinische Begriffsdefinitionen* erläutert wurden, eine enorme Bedeutung im Qualitäts- und Erlösmanagement zu.[147] Nachstehend wird die derzeitige gängige Dokumentationssituation in deutschen Krankenhäusern umrissen, und Möglichkeiten zur notwendigen Standardisierung werden aufgezeigt.

9.1 Präklinische Dokumentation

Die Dokumentation fällt in die Ländergesetzgebung, die wiederum uneinheitlich in den einzelnen Verordnungen der Bundesländer umgesetzt wird. Der Notarzteinsatz beinhaltet i. d. R. Informationen zu Anamnese und Notfallhergang, Erstbefundung, Arbeitsdiagnose sowie Beschreibungen von Therapie und Verlauf und wird zumeist aufgrund von Handlungs- und Zeitdruck retrospektiv dokumentiert, da die Notfallbehandlung oberste Priorität hat.[148] Viele Rettungsdienste arbeiten mit dem von der DIVI empfohlenen Notarzteinsatzprotokoll, welches zur Verbesserung der Behandlungskontinuität durch Schaffung eines generischen Konzepts für eine einheitliche Kommunikationsstruktur und Interoperabilitätsstandards in der Intensiv- und Notfallmedizin dienen soll.[149] Die Version 5.0 des DIVI-Protokolls (Anhang 1) beinhaltet folgende Module: Patientenstammdaten, Einsatztechnische Daten, Notfallgeschehen/ Anamnese/ Erstbefund/ Vormedikation/ Vorbehandlung, Erstbefunde Neurologie, Messwerte initial, Erkrankungen, Verletzungen, Erstdiagnosen, Verlaufsbeschreibung, Medikation, Reanimation/ Tod/ Todesfeststellung und Übergabe. Insgesamt umfasst der Datensatz 676 Punkte, die sehr übersichtlich in Matrix-Form angeordnet sind, wobei sogenannte Scores ein schnelles numerisches Bewerten des Patientenzustandes ermöglichen.[150] Ein Beispiel ist der NACA-Score im Modul Erstdiagnose, der im Zuge der nachfolgenden Studie hohe Relevanz hat, da er Aufschluss über den akuten Zustand des Patienten gibt und somit die Notwendigkeit von spezialdiagnostischen und -therapeutischen Maßnahmen nach anerkannten internationalen Richtlinien plausibilisiert (z. B. 12-Kanal-EKG-Ableitung und ggf. Lysierung bei Verdacht auf AMI). In diesem Kontext

---

[147] Vgl. Enke [2011], S. 26.
[148] Vgl. Messelken [2013], S. 642.
[149] Vgl. Walcher [2011], S. 238.
[150] Vgl. Walcher [2011], S. 238.

muss erneut auf die landesweit uneinheitliche Ausstattung der Rettungsfahrzeuge verwiesen werden. Das Vorhalten von Telemetrie in strukturschwachen Regionen trüge ebenfalls zu einer verbesserten Versorgungskontinuität durch eine einheitliche Befunddokumentation bei, die idealerweise mit dem KIS der Zielklinik kompatibel ist.[151] Neben der Vermittlung von zeitgerechten und qualitativen Daten, die zu einer zügigeren Weiterversorgung des Patienten führen, würden so auch Informations- und Kommunikationshürden durch Minimierung der Schnittstellen abgebaut.

9.2 Klinische Dokumentation

Die klinische Dokumentation ist geprägt von Insellösungen mit Formularen, die oftmals in den Fachabteilungen individuell entworfen wurden und somit nicht abteilungsübergreifend kompatibel sind. In der Mehrzahl wird in der Notfallmedizin aufgrund des Zeitdrucks und des hohen Patientenaufkommens papiergebunden dokumentiert. Dies mündet oft in einer lückenhaften und unleserlichen Dokumentation, die im Zuge der Qualitätsmessung und -sicherung kaum nutzbar und Treiber für Informations- und Zeitverluste ist, da die Patientenhistorie kaum nachvollziehbar und die Archivierung umständlich ist. In Folge kommt es zu Doppeluntersuchungen und weiteren finanziellen Einbußen mangels Codierfähigkeit, da eine vollumfängliche Abrechnung die komplette Dokumentation aller Leistungen voraussetzt. Neben Handlungs- und Zeitdruck sowie Parallelbehandlungen in verschiedenen Behandlungsräumen sind viele Ärzte (gerade der älteren Generation) nicht versiert im Umgang mit digitaler Technik oder nicht willens, sich dem Dokumentationsaufwand mit ständigen Neuerungen der Dokumentation von Leistungen und Prozeduren im EBM-Leistungskatalog auseinanderzusetzen. Prozessual hat dies verheerende Auswirkungen auf nachgelagerte Arbeitsbereiche wie dem Erlösmanagement oder der Archivierung. Geschäftsführung und Krankenhausleitung sind ausdrücklich angehalten, unter Zuziehung von Qualitätsmanagement und EDV bedienerfreundliche Lösungen anzubieten, die unter den schwierigen Arbeitsbedingungen in der Notaufnahme umsetzbar sein müssen (siehe Kapitel *3.2.1 Vergütung ambulanter Leistungen*).

---

[151] Vgl. Geraedts [2009], S. 1175.

9.3 Zusammenfassung

Zusammenfassend ist zu sagen, dass sowohl im präklinischen als auch im innerklinischen notfallmedizinischen Versorgungsbereich hohes Optimierungspotential in der Dokumentation besteht. Eine Vereinheitlichung der Dokumentation im Allgemeinen sowie die bundesweit standardisierte Vorhaltung von Medizintechnik und Nutzung von telemetrischer Informationsübertragung führt automatisch zur Verbesserung der Struktur-, Prozess- und Ergebnisqualität durch Schnittstellenabbau zwischen beiden Bereichen. Weiterhin stellt eine korrekte, lückenlose und verfügbare Dokumentation neben der Erfüllung medizinrechtlicher Ansprüche die Basis für in Qualitätsmanagement (Risikostratifikation) und Medizincontrolling (Codiergrundlage) notwendige Evaluationen. Der Spagat zwischen medizinethischen und finanzpolitischen Ansprüchen ist möglich.

10. Internationaler Vergleich

In vielen Ländern weltweit ist die Notfallmedizin als eigene Fachdisziplin etabliert und in sämtlichen angelsächsischen Ländern sowie in mehr als der Hälfte von 27 EU-Ländern haben Notfallmediziner Facharztstatus.[152] Deutschland gehört zu den wenigen EU-Ländern, in denen dies nicht der Fall ist und Ärzte ihre erworbenen Weiterbildungskompetenzen in der Notfallmedizin lediglich mit einer Zusatzbezeichnung abschließen. Liegt in den anderen Ländern der Fokus der notfallmedizinischen Versorgung durch die Fachärzte im innerklinischen Bereich, findet in Deutschland die präklinische Versorgung Gewichtung, und die innerklinische Versorgung wurde eher vernachlässigt.[153] Eine interessante Ausnahme stellt Frankreich dar, wo sich notfallmedizinische Präklinik und Klinik quasi gleichermaßen professionalisiert haben, und wo jüngst der Facharzt für Notfallmedizin eingeführt wurde.[154] Deutschland mit seiner vergleichsweise exzellenten Rettungsdienststruktur wäre prädestiniert, sich international bei der Gesamtversorgung notfallmedizinischer Patienten an die Spitze zu setzen, wenn es gelänge, präklinische und klinische Notfallversorgung gleichermaßen zu professionalisieren. Zwar steigt die Zahl der interdisziplinär arbeitenden zentralen Notaufnahmen (ZNA) in Deutschland und die innerklinischen Notfallversorgung erfährt tendenziell eine Stärkung bzw. qualitative Verbesserung, jedoch stellen standespolitische Interessen der Fachgesellschaften, die Heterogenität des deutschen Ausbildungssystems und die unzureichende finanzielle Vergütung der Notfallversorgung die größten Hürden bei der Umsetzung von Neuerungen dar. Laut notfallmedizinischer Fachgesellschaften in Deutschland, Österreich und der Schweiz (DGINA, AAEM, SGNOR) wäre die ebenda erwähnte Professionalisierung durch die Etablierung der Notfallmedizin als eigenständiges Fachgebiet mit eigenständigen Strukturen und Organisationsformen auf klinischer und struktureller Ebene umsetzbar.[155]

Im Folgenden werden die wichtigsten internationalen Gesundheitssysteme dargestellt, in dem auf Strukturen der Gesundheitsdienste, Organisationsformen im präklinischen und klinischen Bereich sowie auf Vergütungs- und Versicherungsmodelle eingegangen wird. Aufgrund seiner bereits beschriebenen Sonderstellung in Europa und der vorteilhaften Vergleichsmöglichkeit zum deutschen System wird das französische Modell detailliert vorgestellt.

---

[152] Vgl. Singh [2008], S. 26.
[153] Vgl. Fleischmann [2007], S. 828.
[154] Vgl. Bundesärztekammer [2014], o. S.
[155] Vgl. Behringer [2013], S. 625.

10.1 Gesundheitssysteme

Grundsätzlich wird in Länder mit nationalen, regionalen, kommunalen Gesundheits-
diensten und nach verschiedenen Versicherungsmodellen, wie Sozialversicherungs-
systeme (Bismarck-Modell), steuerfinanzierte Systeme (Beveridge-Modell) und
Systeme aus überwiegend privater Finanzierung (Markt-Modell) unterschieden.[156]

In Ländern mit nationalem Gesundheitssystem wird die Gesundheitsversorgung aus
Steuermitteln finanziert und ist zumeist zentral organisiert, obwohl seit den 90er Jahren
ein deutlicher Trend der Dezentralisierung zur Wettbewerbsorientierung zu erkennen
ist. In der Regel ist somit die Grundversorgung für die gesamte Bevölkerung gewährleistet, und die Leistungserbringung erfolgt nach dem Sachleistungsprinzip.[157] Beispielländer sind Großbritannien, Irland, Portugal und Griechenland, wobei der Prototyp der
britische National Health Service (NHS) ist.

Länder mit regionalen und kommunalen Gesundheitssystemen realisieren ihre Gesundheitsversorgung dezentral auf regionaler oder kommunaler Ebene. Der Staat stellt
lediglich Rahmengesetzgebungen und erfüllt eine beratende bzw. empfehlende
Funktion bzgl. gesundheitspolitischer Ziele.[158] Die Finanzierung erfolgt über Bundesländer und Kommunen, die somit starke Entscheidungs- und Organisationsmacht
haben. Die skandinavischen Länder sind in Europa beispielhaft für die Regionalisie-
rung der Gesundheitsdienste.[159]

In steuerfinanzierten Systemen ist die Krankenversicherung zwar obligatorisch, wird
jedoch nicht nach dem Sozialversicherungssystem geführt. Das heißt, es besteht eine
Versicherungspflicht für die Bürger, die Finanzierung erfolgt jedoch einkommensunab-
hängig über Kopfpauschalen und wird bei bedürftigen Personen staatlich steuerfinan-
ziert bezuschusst. Beispielländer sind die Schweiz und die Niederlande, wo neben
öffentlichen auch gemeinnützige und gewerbliche Leistungserbringer den Markt
bestimmen.[160]

Das einzige Land weltweit ohne umfassende und obligatorische Absicherung der
gesamten Bevölkerung für den Krankheitsfall sind die USA; das heißt, der Staat greift
kaum in den privat finanzierten Gesundheitsmarkt ein. Größter Nachteil ist die drohen-
de Gefahr der Unterversorgung mangels Kontrolle über den Versicherungsstand der
Bevölkerung. Eine Trendwende ist nach dem Scheitern des Reformversuchs des
derzeitigen Präsidenten Barack Obama nicht in Sicht.

---

[156] Vgl. Kerner/Kupsch [2002], S. 8.
[157] Vgl. Schölkopf [2010], S. 16 f.
[158] Vgl. Schölkopf [2010], S. 26 u. 38.
[159] Vgl. Schenker, [2010], S. 8.
[160] Vgl. Schenker [2010], S. 4 ff.

Zu den Ländern mit umfassenden Sozialversicherungssystemen gehören neben Deutschland Frankreich, Österreich, Luxemburg, Belgien und Japan. Es besteht Versicherungspflicht in einer gesetzlichen Krankenkasse. Durch Mitgliedschaft wird die gesetzliche Krankenversicherung einkommensbezogen finanziert oder bei Bedürftigkeit staatlich bezuschusst. Selbstständig Tätige oder Arbeitnehmer ab einer bestimmten Einkommensgrenze können sich privat krankenversichern. Der Staat gibt wie in Ländern mit nationalen Gesundheitssystemen die Rahmengesetzgebung vor während Leistungsumfang und Vergütung von Krankenkassen und Leistungserbringern (meist unabhängig und nicht staatlich) selbstverwaltend bestimmt werden. Die Finanzierung des Sozialversicherungssystems erfolgt über das sogenannte Umlageverfahren, d. h. eingezahlte Beträge werden unmittelbar für erbrachte Leistungen genutzt. Der Beitragszahler hat somit Anspruch auf Leistungserbringung, die er rechtlich geltend machen kann.[161]

10.2 Notfallmedizin im internationalen Vergleich

Wie bereits erwähnt, ist in sämtlichen angelsächsischen Ländern, d. h. in den USA, Kanada, Großbritannien, Irland, Australien und Neuseeland, die Notfallmedizin ein eigenes Fachgebiet, dessen Ärzte die jahrelange Weiterbildung mit dem Facharztstatus für Notfallmedizin abschließen. So beträgt beispielsweise die Ausbildung zum ‚Emergency Physician' in Großbritannien fünf Jahre.[162] Dabei kommt es im klinischen Bereich zu einer hoch professionalisierten und standardisierten Versorgung von Notfallpatienten auf Facharztniveau in zumeist interdisziplinär arbeitenden zentralen Notaufnahmen, während die präklinische Versorgung nicht vorrangig durch Notfallmediziner erfolgt sondern sogenannte ‚Paramedics' zum Einsatz kommen. Fokus liegt auf dem ‚scoop-and-run' System, bei dem der rasche Transport des Patienten im Vordergrund steht (siehe Kapitel 2. *Geschichtliche Entwicklung der Notfallmedizin*). Im Gegensatz hierzu liegt der Schwerpunkt im franko-germanischen System, zu dem nicht nur Deutschland und Frankreich sondern auch weitere Länder Kontinentaleuropas wie Italien, Österreich, Polen, Spanien und Tschechien zählen, auf der professionellen notfallmedizinischen ärztlichen Versorgung am Unfallort. „Dies ist historisch gewachsen und soll durch den Ausbau eines flächendeckenden Rettungsdienstes gewährleistet werden, während die klinische Notfallversorgung eher zweitrangig bzw. nachrangig behandelt wird."[163] Im präklinischen Bereich bestehen demnach große Unterschiede zwischen den Ländern, da in franko-germanischen Systemen erheblich mehr Maß-

---

[161] Vgl. Schölkopf [2010], S. 49.
[162] Vgl. Rat der Europäischen Union [2004], S. 238.
[163] Fleischmann [2011], S. 53.

nahmen durch Notärzte durchgeführt werden als in Ländern, in denen ‚Paramedics'
zum Einsatz kommen. Laut Fleischmann birgt gerade diese deutlich stärker gewichtete
präklinische Versorgung mit ihrer größeren Notwendigkeit nach notfallmedizinischer
Bandbreite an Fähigkeiten und Kenntnissen einen Widerspruch zur kürzeren Ausbildungszeit in Deutschland.[164]

Im klinischen Bereich zeichnet sich in Deutschland in den letzten Jahren ein deutlicher
Trend ab. Nicht nur die Zahl der Krankenhauseinweisungen durch fehlende flächendeckende haus- und fachärztliche Versorgung steigt tendenziell, sondern die selbstständige Vorstellung von Patienten einhergehend mit einer gesteigerten Anspruchshaltung
nimmt ebenfalls deutlich zu. Im Ergebnis kann Patientensicherheit durch immense
Wartezeiten und zunehmender Leistungsverdichtung in der Notfallversorgung nach
‚first in - first out' Prinzip nicht mehr gewährleistet werden. Dies gilt insbesondere mit
Blick auf komplexe Krankheitsbilder, dem steigenden Anteil multimorbider Patienten
sowie Fachkräftemangel gerade in ländlichen Regionen.[165]
Deutsche Krankenhäuser versuchen der Problematik durch die Weiterentwicklung der
Rettungsstellen zu interdisziplinär geführten zentralen Notaufnahmen mit ober- oder
chefärztlicher Leitung, qualifiziertem Pflegepersonal, räumlicher Kapazitätserweiterung
oder -umgestaltung und prozessualen Umstrukturierungen, etwa durch die Einführung
von Triagemodellen, Kurzlieger- oder sogenannten Entscheidungsstationen (CDU) und
Fast Tracks zu begegnen. Auf der anderen Seite gibt es für Ärzte in deutschen
Notaufnahmen weder einheitlich definierte Voraussetzungen noch gezielte Vorbereitung auf das hochkomplexe notfallmedizinische Tätigkeitsfeld, welches neben Intensiv-
stationen (ITS, CPU, STU) und Herzkatheterlaboren zu den Hochrisikobereichen im
Krankenhaus zählt. Umso weniger ist nachvollziehbar, warum der Antrag der DGINA
auf Einführung des Facharztes für Notfallmedizin nach wie vor auf Widerstand bei den
etablierten Fachgesellschaften stößt.[166] Die länderübergreifende starke Verbreitung
von interdisziplinär arbeitenden zentralen Notaufnahmen nach dem Vorbild der
‚Emergency Departments' setzt sich mit großer Dynamik fort: die damit verbundene
Professionalisierung und Anerkennung der Notfallmedizin als eigene Fachdisziplin wird
von Ländern wie Dänemark, Finnland, Schweden und der Schweiz favorisiert.[167]
Frankreich hingegen hat bereits den Facharzt für Notfallmedizin eingeführt und soll im
Folgenden als Referenzbeispiel dienen.

---

[164] Vgl. Fleischmann [2011], S. 55.
[165] Vgl. Stockfisch-Lindenau [2013], S. 232 f.
[166] Vgl. Fleischmann [2011], S. 56.
[167] Vgl. Fleischmann [2011], S. 55.

10.3 Das französische Gesundheitssystem

10.3.1 Versicherungssystem

Frankreich zählt zu den Ländern mit Sozialversicherungssystem. Durch Einführung der Versicherungspflicht im Jahr 2000 ist mittlerweile nahezu die gesamte französische Bevölkerung in der gesetzlichen Krankenversicherung abgesichert; nichterwerbstätige Familienmitglieder sind mitversichert, einkommensschwache Bürger werden von der staatlichen Krankenversicherung CMU unterstützt (ca. 8%).[168] Im Gegensatz zu Deutschland existiert keine Versicherungspflichtgrenze, sondern die Berechnung der Versicherungshöhe erfolgt auf Basis der Bruttovergütung, während private Versicherungen komplementär die Leistungen anbieten, die nicht durch den Staat abgedeckt werden.[169] So herrscht im französischen Rettungswesen eine hohe Beteiligung privater Unternehmen vor; Notfallrettung (hier gilt kein Selbstbeschaffungsprinzip) und Krankentransport sind ebenfalls voneinander getrennt.[170] Anders als in Deutschland beruht das französische Versicherungsrecht auf dem Kostenerstattungsprinzip. Das bedeutet, Versicherte gehen in Vorleistung bei frei wählbaren Leistungserbringern im Krankentransportwesen, während diese Leistungen ergänzend über private Zusatzversicherungen abgedeckt werden können.[171] Die französischen gesetzlichen Krankenkassen sind stark zentralisiert und versichern französische Arbeitnehmer historisch bedingt nach Berufsständen, bieten jedoch nahezu alle die gleichen Leistungen an. Ungefähr 55 Millionen der Franzosen (ca. zwei Drittel der Versicherten) sind bei der nationalen Krankenkasse CNAMTS (Caisse Nationale d'Assurance Maladie des Travailleurs Salariés) versichert, die als Körperschaft öffentlichen Rechts finanzielle Autonomie genießt, Vorgaben für die staatlichen Krankenversicherung festlegt und deren Umsetzung durch die Krankenkassen CPAMs (Caisses Primaires d'Assurances Maladie) kontrolliert.[172] Daneben gibt es noch weitere bedeutende Kassen: die Kasse für Landarbeiter (MSA), die Kasse für selbstständige Arbeiter (CANAM) und verschiedene Kassen für Beamte und Arbeitnehmer des öffentlichen Sektors.[173] Ca. 87-92% der Franzosen haben Zusatzversicherungen bei freiwilligen Hilfskassen, den Mutuelles, Wohlfahrtsorganisationen (Institutions de Prévoyance) oder privaten Versicherungsunternehmen abgeschlossen und erhalten so ihre Kosten rückerstattet. Chronisch Kranke, Invalidenrentner und Schwangere sind von der Selbstbeteiligung ausgenom-

---

[168] Vgl. Schölkopf [2010], S. 57.
[169] Vgl. Sohns [2008], S. 72 u. 83 ff.
[170] Vgl. Moecke [2009], S. 16.
[171] Vgl. Abig [2003], S. 168; Vgl. Sohns [2010], S. 75 ff.
[172] Vgl. EMC [2010], o. S.
[173] Vgl. AOK [2014], o. S.

men.[174] Die 689 Mutuelles decken ca. 60% des französischen Marktes ab und finanzieren somit ca. 7,5% aller Gesundheitsdienstleistungen und -güter. Zudem konnte sich die obligatorische Pflichtversicherung in Frankreich politisch nur unter Beibehaltung dieser Sondersysteme durchsetzen.[175]

10.3.2 Krankenhausvergütung

Wie in Deutschland erfolgt die Krankenhausvergütung über das DRG-System mit Bewertungsrelationen, jedoch befindet sich die Krankenhausfinanzierung seit 2004 im Wandel: der französische Gesetzgeber hat sowohl die öffentlich-rechtlichen und gemeinnützigen als auch später die privaten Krankenhäuser in ein Tarifsystem mit Fallpauschalen überführt.[176] Somit sollen festgelegte Leistungstarife sukzessive die Budgetzuweisungen ersetzen, und die vom Krankenhaus abrechenbare Summe ergibt sich unmittelbar aus patientenbezogenen Datensätzen und den durch das französische Gesundheitsministerium erlassenen Tarifbestimmungen.[177] Vergleichsweise kann in Deutschland die Arbeit des Institutes für Entgeltleistungen im Krankenhaus (InEK) herangezogen werden, welches vorrangig die Aufgabe hat, Krankenhäuser, -kassen und Gesundheitsverbände bei der Einführung des DRG-Systems im stationären Bereich im Zuge des GKV-Modernisierungsgesetzes zu unterstützen. In beiden Fällen soll Transparenz für Sachleistungen im Krankenhaus durch eine detaillierte Kostenaufschlüsselung für Kostenarten, -träger und -stellen geschaffen und somit auch zunehmend die Ökonomisierung und Privatisierung im Krankenhausbereich forciert werden. Es ist da-von auszugehen, dass diese landesweit einheitliche Aufschlüsselung der Kosten (Berechnung der Kosten 2005 auf Grundlage der Kostenrechnungsdaten aus 88 Krankenhäusern und knapp 40.000 Notfalleintritten)[178] maßgeblich zur Etablierung der Notfallmedizin mit eigener Abrechnung beigetragen und somit die Einführung des Facharztes für Notfallmedizin begünstigt hat. Die aktuelle Fassung des Notfalldatensatzes RPU (Résumé de Passage aux Urgence) beinhaltet den Akutheitsgrad (gravité) mit siebenstufiger Klassifikation CCMU (Classification Clinique de Malades des Urgences). Diagnosen werden mittels der ICD-10 und Prozeduren mit der CCAM (Classification Commune des Actes Médicaux) kodiert. Die Notfallversorgung selbst wird mittels einer Jahrespauschale vergütet, die mit der Größe der Notaufnahme bzw. der Anzahl der Notfalleintritte steigt. Konkret heißt dies, dass Fallbeträge mit zunehmendem Behandlungsvolumen von 33,00 auf 66,00 Euro steigen (Stand 2008), wobei

---

[174] Vgl. Schölkopf [2010], S. 57; Vgl. Sohns [2010], S. 84 f.
[175] Vgl. Sohns [2008], S. 73 u. 88.
[176] Vgl. Heller [2007], S. 113.
[177] Vgl. Sohns [2008], S. 54.
[178] Vgl. Klöss [2011], S. 13.

durchschnittliche Voll-kosten für einen Notfalleintritt von ca. 140,00 Euro zugrunde liegen. Für ambulante Notfälle wird zusätzlich ein Fallbeitrag von 25,00 Euro gezahlt.[179] Wie bereits geschildert, ist entgegen des Krankentransports die präklinische Notfallhilfe für Patienten in Frankreich grundsätzlich kostenfrei. Krankenhäuser, die einer SAMU-Zentrale oder SMUR-Abteilung (Ausführungen im nächsten Kapitel) anhängig sind, werden entsprechend durch das Gesundheitsministerium finanziert, welches sich wiederum aus Sozialversicherungsbeiträgen (ca. 43%) und Steuermitteln refinanziert.[180] Anders als in Deutschland erfolgt diese Refinanzierung auch zweckgebunden aus anderen Steuereinnahmen wie z. B. der Kfz-Steuer (15%) oder der Tabak- und Alkoholsteuer (10%).[181]

10.3.3 Präklinische und klinische Versorgung

Auch in Frankreich lag der Fokus der notfallmedizinischen Versorgung jahrzehntelang auf der Präklinik. Rechtliche Grundlage für den französischen Rettungsdienst bildet das französische Rettungsdienstgesetz (1986).[182] Die notfallmedizinische Versorgung obliegt dem französischen Staat. So wird die ärztliche Notfallhilfe SAMU (Service d'Aide Médicale Urgente) von Ärzten geleistet, die sowohl im präklinischen als auch im klinischen Bereich tätig sind. Jedes französische Departement besitzt eine SAMU-Zentrale, die einer Rettungsleitstelle zugeordnet ist und wie in Deutschland über die europäische einheitliche Rufnummer 112 erreicht werden kann. Leitstellendisponenten sind i. d. R. Arzthelfer- und/oder -innen mit Zusatzqualifikation, die zudem 24 Stunden einen Arzt vor Ort in der Leitstelle kontaktieren können. Den SAMU sind einzelne Notarztstandorte SMUR (Service Mobile d'Urgence et de Réanimation) zugeordnet. In Zusammenarbeit mit der Feuerwehr sind die SAMU für Katastrophenschutz und Massenanfall zuständig, für die Aus- und Weiterbildung des gesamten im präklinischen Bereich tätigen Assistenzpersonals verantwortlich, und sie halten Sonderaufgaben wie Notrufversorgung der französischen Küsten- und Hochseeschifffahrt inne.[183] Wie in Deutschland erfolgt die Versorgung notfallmedizinischer Patienten im rendez-vous System. Der Nachteil des SAMU-Systems ist die eingeschränkte flächendeckende Versorgung mit Rettungsmitteln, da Notarztwagen und teils in den SAMU-Systemen integrierte Krankentransportwagen den französischen Departements zugeordnet sind und bei Krankenhausschließungen automatisch die präklinische Patientenversorgung in Mitleidenschaft gezogen wird.[184]

---

[179] Vgl. Klöss [2011], S. 13.
[180] Vgl. Moecke [2009], S. 17.
[181] Vgl. Schölkopf [2010], S. 57.
[182] Vgl. AOK [2014], o. S.
[183] Vgl. Moecke [2009], S. 16.
[184] Vgl. Moecke [2009], S. 16.

Innerklinisch sieht sich Frankreich mit denselben notfallmedizinischen Grundproblemen wie Deutschland konfrontiert: eine zunehmend alternde Bevölkerung mit komplexen Krankheitsbildern trifft auf infrastrukturelle Versorgungsprobleme aufgrund von Krankenhausschließungen durch Kostendruck und Unterversorgung durch Ärztemangel.[185] Es bleibt abzuwarten, inwieweit sich die Einführung des Facharztes für Notfallmedizin auf die Versorgungsqualität notfallmedizinischer Patienten auswirkt und welche Struktur- und Prozessveränderungen im innerklinischen Bereich (z. B. Trend ZNA) in den nächsten Jahren zu beobachten sind.

10.3.4 Notfallmedizinisches Personal

Vor Einführung des Facharztes für Notfallmedizin war für im SMUR eingesetzte Notärzte eine zweijährige notfallmedizinische Zusatzausbildung zum Médicin d'Urgence nach ihrer Facharztausbildung vorgesehen. Nichtärztliches Personal unterstützt die Notfallmediziner. So sind Rettungssanitäter im Einsatz, deren Ausbildung sich aus 160 Stunden theoretischer Ausbildung, einem Klinikpraktikum in 24 Halbtagen, einem Rettungs-wachenpraktikum von 26 Halbtagen und einer staatlichen Abschlussprüfung zusammensetzt.[186] Sogenannte ‚Paramedics' sind in Frankreich nicht eingesetzt, da sich die Versorgung von Notfallpatienten ebenfalls auf die präklinische Versorgung nach ‚stay-and-play' Prinzip konzentriert. Weiterhin sind Feuerwehrleute mit rettungsdienstlicher Zusatzausbildung und Ersthelfer mit staatlicher Anerkennung (z. B. Zahnärzte, Hebammen, Hausärzte) sowie Krankenwagenfahrer ohne spezifische medizinische Ausbildung zur Personenbeförderung im Einsatz.[187]

10.3.5 Dokumentation und Qualitätsmanagement

Auch in diesem Bereich ist Frankreich Deutschland weit voraus. Während es hierzulande keine einheitliche Dokumentation der Notfalleinsätze gibt und sich Gesellschaften wie DIVI und DGINA noch mit Empfehlungen zur Einführung von standardisierten Notfalleinsatzprotokollen abmühen, verfügt Frankreich über sehr differenzierte Dokumentationssysteme, die die Leitstellendaten und Parameter der klinischen Patientenversorgung zusammenfassen. Dies wurde durch die zentrale Einführung standardisierter Dokumentationssysteme ermöglicht, da alle Komponenten organisatorisch den SAMU-Zentralen zugeordnet sind.[188] Diese Zentralisierung ist nicht nur für die kontinuierliche Evaluation von Patientendaten vorteilhaft sondern auch ein ausgezeichnetes

---

[185] Vgl.Schubert [2012], o. S.
[186] Vgl. Moecke [2009], S. 17.
[187] Vgl. ASB [2014], o. S.
[188] Vgl. EMC [2010], o. S.

Mittel zur Risikostratifikation. Eine landesweite homogene Status-quo Erhebung wäre auch in Deutschland unerlässlich, um auf Dokumentationsbasis eine adäquate Aussage über Einsatzrealität und Versorgungsqualität treffen und daraus die Notwendigkeit zur Einführung des Facharztes für Notfallmedizin ableiten zu können.

11. Studie

11.1 Theoretischer bzw. medizinischer Hintergrund

Zwar ist die interhospitale Myokardinfarktletalität in den letzten 20 Jahren um mehr als 50% zurückgegangen,[189] jedoch werden in Deutschland pro Jahr ca. 300.000 Herzinfarkte registriert[190] und die prähospitale Sterblichkeit bei Diagnosestellung akuter Myokardinfarkt (AMI) ist in westlichen Ländern vergleichsweise hoch. So auch in Deutschland und insbesondere im in dieser Studie relevanten Bundesland Sachsen-Anhalt, wo eine Sterblichkeit von 45,1% im Jahr 2012 bei Herz-Kreislauf-Erkrankungen zur häufigsten Todesursache zählt.[191] Im europäischen Vergleich hält Deutschland mit einer Sterblichkeitsrate von 6,8% bei Herzinfarktpatienten zusammen mit Belgien (8,6%) nur die Schlusspositionen inne und fällt in der Gesamtwertung von einst Platz 6 im Jahr 2009 auf Platz 14 im Jahr 2013.[192] Dabei ließe sich laut Kunze „entsprechend der Leitlinien der European Society of Cardiology (ESC) die Letalität durch Erhebung typischer klinischer Symptome signifikant senken".[193] Dafür ausschlaggebend sind die klinische Anamnese sowie Ableitung eines 12-Kanal-EKG zur Abgrenzung des ST-Hebungs-Infarkts (STEMI) von anderen Formen des akuten Koronarsyndroms (ACS) wie Angina Pectoris (APS) und dem Nicht-ST-Hebungsinfarkt (NSTEMI).[194] Studienergebnisse belegen allerdings, dass es deutschlandweit keine einheitliche flächendeckende Ausstattung der NEF und RTW mit 12-Kanal-EKG-Geräten gibt, obwohl allein durch Nutzung eines 12-Kanal-EKG die mediane Zeit (Symptombeginn bis Diagnosestellung/ Einleitung einer adäquaten Therapie) schon um ca. 60 Minuten verkürzt werden kann, was zusätzlich durch die Nutzung von telemetrischer Datenübertragung unterstützt würde.[195]

Eine weitere Möglichkeit zur Senkung der Myokardinfarktletalität (insbesondere in strukturschwachen Regionen) ist der Einsatz der präklinischen Thrombolyse: „durch präklinische Lysierung in den ersten 30-60 Minuten nach Infarktbeginn können 60-80 Leben pro 1000 Behandelter gerettet werden. Innerhalb der ersten 1 bis 3 Stunden sinkt der Outcome auf 30-50 gewonnene Leben pro 1000 Behandelter".[196] Leider belegen auch hier Studienergebnisse die fehlenden einheitlichen Regelungen zur

---

[189] Vgl. Scheidt [2011], S. 453.
[190] Vgl. Deutsche Herzstiftung [2014], o. S.
[191] Vgl. Statistisches Landesamt Sachsen-Anhalt [2013], o. S.
[192] Vgl. Health Power House [2013], S. 10 u. 66.
[193] Kunze [2011], S. 1.
[194] Vgl. Scheidt [2011], S. 453.
[195] Vgl. Kunze [2011], S. 77.
[196] Kunze [2011], S. 77 ff.

Vorhaltung und Nutzung der Lysemedikamente gerade mit Blick auf die Kostenübernahme und Finanzierung.[197] Grundsätzlich sind die primäre Akut-PCI und Anfahrt ins nächstgelegene Krankenhaus mit Herzkatheterlabor der Lyse klar überlegen (bzgl. Tod, Reinfarkt, Schlaganfall),[198] jedoch ist die zeitkritische Notfallbehandlung innerhalb von zwei Stunden gerade in strukturschwachen Regionen oft nicht möglich. „Hier stellt die prähospitale thrombolytische Therapie eine lebensrettende Option mit Klasse-1a-Empfehlung in den aktuellen Leitlinien dar, da auch Metaanalysen von randomisierten Studien einen eindeutigen Vorteil der prähospitalen Lyse ohne gleichzeitige Risikoerhöhung im Vergleich zur klinischen Lyse belegen."[199] Der Einsatz der Lysetherapie setzt jedoch hohes notärztliches Wissen zur Abgrenzung von STEMI und NSTEMI voraus, da die therapeutischen Konsequenzen zur Anwendungsentscheidung der Thrombolyse unterschiedlich sind. Bei fehlender ST-Hebung im 12-Kanal-EKG würde der Patient unnötig Risiken und Kontraindikationen ausgesetzt, wie zum Beispiel lebensbedrohlichen Blutungskomplikationen, die in ca. 0,7 bis 1% der Behandlungen auftreten. Zudem darf die Lysetherapie nicht als endgültige Reperfusionstherapie angesehen werden.[200] Notärzte müssen in der Lage sein, die Diagnose und Differentialdiagnose eines ST-Hebungsinfarktes im EKG zu beherrschen, um eine Entscheidung über die Individualisierung der therapeutischen Strategie bei der Entscheidung zur Lyse oder PCI treffen können.[201]

11.2 Ziel der Studie und Fragestellungen

Ziel dieser Studie ist es, die Versorgungsqualität von Notfallpatienten mit Verdacht auf Myokardinfarkt durch ESC leitliniengerechte Nutzung von 12-Kanal-EKG am Notfallort zu erfassen. Zudem wird die Gabe der prähospitalen Thrombolyse ausgewertet. Um ein aussagekräftiges Ergebnis zur Versorgungsqualität dieser Patientenkohorte treffen zu können, werden sowohl Notarzteinsatzprotokolle im urbanen als auch im ländlichen Raum Sachsen-Anhalts ausgewertet. Wie in weiten Teilen Deutschlands sind auch in Sachsen-Anhalt vorrangig Anästhesiologen und Intensivmediziner neben Chirurgen im Notarztdienst tätig. Es gilt die Annahme, dass mit Facharztstatus und Berufserfahrung die Versorgungsqualität für Notfallpatienten steigt. Aus diesem Grund erfolgt eine Differenzierung des notärztlichen Personals nach Ausbildungsstand und Fachdisziplin. In sekundärer Fragestellung wird die Einhaltung der Hilfsfrist in die Analyse einbezogen.

[197] Vgl. Kunze [2011], S. 82 f.
[198] Vgl. Scheidt [2011], S. 455.
[199] Arnzt [2009], S. 307 ff.
[200] Vgl. Scheidt [2011], S. 463 f.
[201] Vgl. Arnzt [2009], S. 318; Vgl. Scheidt [2011], S. 455.

11.3 Hypothese

Schnelle Diagnostik und Einleitung einer adäquaten Therapie sind von wesentlicher Bedeutung für die weitere Prognose des Patienten mit akutem Myokardinfarkt. So stellt die Verfügbarkeit von 12-Kanal-EKG-Geräten auf Notarzteinsatz- bzw. Rettungswagen (NEF und RTW) die Voraussetzung für ESC leitliniengerechte Diagnostik und Therapie dar. Ergänzend werden die prähospitale Lyse (wenn primäre PCI nicht innerhalb von zwei Stunden nach medizinischem Erstkontakt durchgeführt werden kann) sowie die Übertragung der Daten durch Telemetrie an die jeweilige Zielklinik empfohlen. Die Qualifikation des Notarztes sollte einem interdisziplinär akzeptierten Standard entsprechen, d. h. für die adäquate prähospitale Versorgung notfallmedizinischer Patienten spielen Facharztstatus und Fachdisziplin augenscheinlich eine maßgebliche Rolle.

11.4 Methode

Ausgewertet wurden retrospektiv DIVI-Einsatzprotokolle des jeweils 1. Quartals 2014 und 2013 im urbanen Raum mit einem städtischen Klinikum als Ziel sowie des 1. Quartals 2014 einer Landesleitstelle mit einem Einzugsradius von 40 Kilometern. Verglichen werden Ausbildungsstand der Ärzte bzw. Facharztstatus und Zugehörigkeit zur Fachdisziplin der Ärzte bei Notarzteinsätzen mit Verdachtsdiagnose Myokardinfarkt (AMI / APS / STEMI / NSTEMI / HRS / LÖ und HI). Die Auswertung ist stark an die Dokumentationsqualität gebunden. Davon ausgehend, dass Nutzung der 12-Kanal-EKG und Gabe der Lyse ordentlich dokumentiert wurden, gilt dennoch der Grundsatz „was nicht dokumentiert wurde, hat nicht stattgefunden". Eine Differenzierung der Patienten nach Geschlecht und Alter wurde nicht vorgenommen. Interhospitaltransporte sind ebenfalls exkludiert.

11.5 Daten

Im urbanen Raum wurden im städtischen Klinikum für das 1. Quartal 2014 1.485 Protokolle gesichtet und 214 Protokolle mit der Verdachtsdiagnose AMI erfasst und ausgewertet. Die Zahl der gesichteten Protokolle für das 1. Quartal 2013 beläuft sich auf 1.584 Protokolle, wovon 192 Protokolle der relevanten Patientenkohorte erfasst und ausgewertet wurden.

Für den ländlichen Raum wurden in der Leitstelle 6.900 Einsatzprotokolle für das 1. Quartal 2014 gesichtet und 119 Protokolle mit Verdachtsdiagnose AMI erfasst und ausgewertet. Auf eine Auswertung des 1. Quartals 2013 wurde aufgrund der hohen Datenmenge verzichtet.

In beiden Regionen wurden die Einsätze mit Verdachtsdiagnose Myokardinfarkt nach Namen des Notarztes, Facharztstatus, Dokumentation des NACA-Scores, Nutzung von 12-Kanal-EKG und prähospitaler Thrombolyse sowie Reanimation erfasst. Die Daten wurden verblindet, indem die Namen der im Noteinsatz tätigen Ärzte vor Studienauswertung Facharztstatus und Fachdisziplin zugeordnet wurden und somit irrelevant sind. Zudem wurde die Einhaltung der Hilfsfrist eingeschätzt, durch Erfassung der Zeitpunkte Alarmierung, Ankunft am Notfallort und Übergabe in Zielklinik.

Vorteilhaft ist die 100% Vorhaltung 12-Kanal-EKG-Geräten auf NEF und RTW in beiden Regionen sowie die Möglichkeit der prähospitalen Lysetherapie. Im ländlichen Einsatzgebiet ist die Möglichkeit der Telemetrie gegeben.

11.6 Ergebnisse

11.6.1 Städtisches Klinikum

Hilfsfristen

Im I. Quartal 2014 betrug die Hilfsfrist (Zeitpunkt Alarmierung bis Ankunft Rettungsdienst am Notfallort) durchschnittlich 9 min (Datenbasis 106 Protokolle). Es vergingen im Durchschnitt weitere 13 min bis zur Übergabe im Zielklinikum (Datenbasis 83 Protokolle) bzw. 40 min von Ankunft am Notfallort bis Ende des Einsatzes (Datenbasis 23 Protokolle, wenn Übergabezeitpunkt nicht protokolliert wurde).

Die Daten sind vergleichbar mit denen des I. Quartals 2013. Hier betrug die durchschnittliche Hilfsfrist 10 min (Datenbasis 108 Protokolle); ebenfalls im Mittel 13 min vergingen bis zur Übergabe im Zielklinikum (Datenbasis 84 Protokolle) bzw. 39 min von der Ankunft am Notfallort bis zum Ende des Einsatzes (Datenbasis 24 Protokolle, wenn Übergabezeitpunkt nicht protokolliert wurde).

Dokumentationsqualität

Im I. Quartal 2014 konnten insgesamt 106 von 214 Einsätzen ausgewertet werden, wobei die Qualität der assistenzärztlichen Dokumentation höher ist. So liefen 60% der protokollierten Einsätze der relevanten Patientenkohorte in die Auswertung ein; im Vergleich zu Fach- bzw. Oberärzten mit 41%.

Im I. Quartal 2013 wurden 113 Protokolle von 192 Einsätzen aufgrund der Vollständigkeit der notwendigen Studiendaten ausgewertet. Wieder ist die Dokumentationsqualität bei den Assistenzärzten mit 75% höher als bei den Fach- bzw. Oberärzten mit 59%.

Nutzung 12-Kanal-EKG, Telemetrie, präklinische Lyse
Im I. Quartal 2014 wurde in 214 Einsätzen 51 Mal ein 12-Kanal-EKG geschrieben, das bedeutet eine ESC leitliniengerechte Verwendung von 24%.

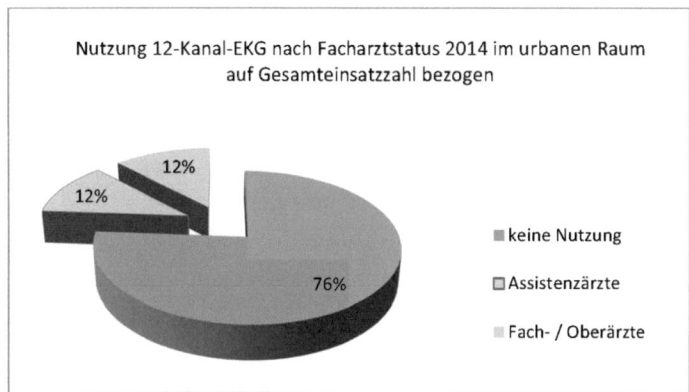

Abb. 3: Nutzung von 12-Kanal-EKG nach Facharztstatus im I. Quartal 2014/
Städtisches Klinikum
(Quelle: eigene Darstellung)

Dabei verteilt sich die Verwendung nahezu gleich unter Assistenzärzten mit 27% und Fach- bzw. Oberärzten mit 21%. Die Auswertung der NACA-Scores IV bis VI ergab, dass bei Assistenzärzten mindestens 23 Mal und bei Fach- bzw. Oberärzten mindestens 20 Mal ein 12-Kanal-EKG von hoher Relevanz war, jedoch nicht genutzt wurde.

Anders stellt sich der Vergleich nach Fachdisziplinen dar. Im I. Quartal 2014 verwendeten 9 von 24 Internisten (38%) sowie 39 von 160 Anästhesiologen (24%) häufiger ein 12-Kanal-EKG als 3 von 27 Chirurgen (11%) und 0 von 3 Allgemeinmedizinern (0%).

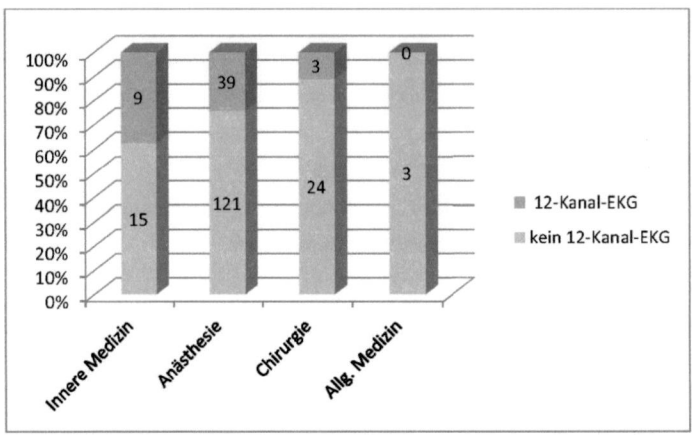

Abb. 4: Nutzung von 12-Kanal-EKG nach Fachdisziplinen im I. Quartal 2014/
Städtisches Klinikum
(Quelle: eigene Darstellung)

Lysiert wurde lediglich 1 Mal von einer Oberärztin der Anästhesiologie. Telemetrie wurde nicht verwendet.

Im I. Quartal 2013 fand in 192 Einsätzen 30 Mal ein 12-Kanal-EKG Verwendung, das entspricht 16%.

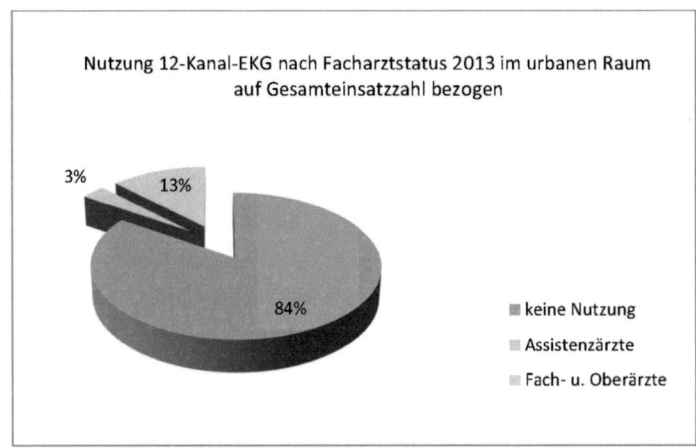

Abb.5: Nutzung von 12-Kanal-EKG nach Facharztstatus im I. Quartal 2013/
Städtisches Klinikum
(Quelle: eigene Darstellung)

80

Jedoch ist in diesem Quartal ein Unterschied zu verzeichnen: so nutzten lediglich 10% der Assistenzärzte im Vergleich zu 18% der Fach- bzw. Oberärzte ein 12-Kanal-EKG. Laut dokumentierter NACA-Scores IV bis VI hätte ein 12-Kanal-EKG in 25 Fällen bei den Assistenzärzten und in 21 Fällen bei den Fach- und Oberärzten leitliniengerecht genutzt werden sollen.

Im I. Quartal 2013 ist ebenfalls ein starker Unterschied der 12-Kanal-EKG-Nutzung nach Fachdisziplinen erkennbar. 7 von 18 Internisten (39%) und 21 von 144 Anästhesiologen (15%) nutzten diese Technik stärker wohingegen gerade 2 von 29 Chirurgen (7%) und kein Allgemeinmediziner (0%) ein 12-Kanal-EKG schrieben.

Telemetrie und Lyse wurden laut Dokumentation kein einziges Mal verwendet.

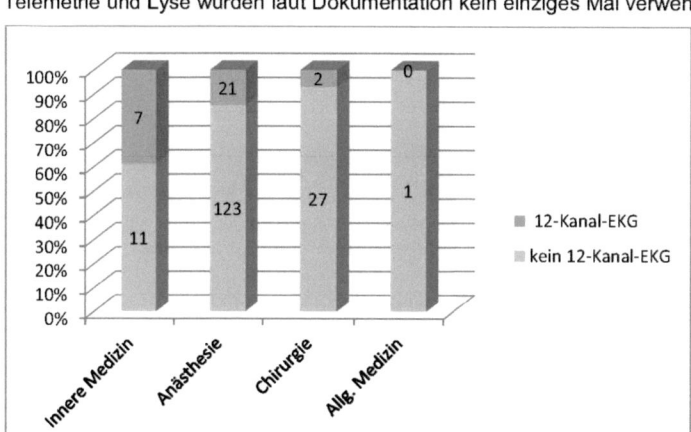

Abb. 6: Nutzung von 12-Kanal-EKG nach Fachdisziplinen im I. Quartal 2013/
        Städtisches Klinikum
(Quelle: eigene Darstellung)

Zwischenfazit

Die Dokumentationsqualität assistenzärztlicher Einsätze ist höher als bei Fach- und Oberärzten, insgesamt aber verbesserungswürdig.

Die urbane Erhebungsregion zeichnet sich durch eine hohe Versorgungsqualität von Akutpatienten aufgrund kurzer Hilfs-und Übergabefristen aus. Es ist kein deutlicher Unterschied in der Versorgungsqualität der Patienten durch Assistenz- und Fach- bzw. Oberärzte erkennbar. Anders stellt sich der Vergleich zwischen den Fachdisziplinen dar. Anästhesiologen und insbesondere Internisten nutzten um ein Vielfaches mehr ein 12-Kanal-EKG in der präklinischen Diagnostik als ihre chirurgischen Kollegen. Dabei stieg die gesamte Nutzung im I. Quartal 2014 im Vergleich zum I. Quartal 2013 an.

Die telemetrische Datenübertragung kommt nicht zum Einsatz. Lysetherapie wird vorgehalten und nur im gesonderten Fall genutzt.

11.6.2 Landesleitstelle

<u>Hilfsfristen</u>

Im I. Quartal 2014 betrug die Hilfsfrist (Zeitpunkt Alarmierung bis Ankunft Rettungsdienst am Notfallort) durchschnittlich 8 min (Datenbasis 113 Protokolle). Es vergingen
im Durchschnitt weitere 40 min bis zur Übergabe im Zielklinikum (Datenbasis 107
Protokolle) bzw. 1 Stunde und 5 min von Ankunft am Notfallort bis Ende des Einsatzes
(Datenbasis 6 Protokolle, wenn Übergabezeitpunkt nicht protokolliert wurde).

<u>Dokumentationsqualität</u>

Im I. Quartal 2014 konnten insgesamt 113 von 119 Einsätzen ausgewertet werden,
was einer Dokumentationsqualität von 95% entspricht. Dabei ist kein Unterschied der
Dokumentation durch Assistenz-, Fach- bzw. Ober- und Hausärzte zu verzeichnen.

<u>Nutzung 12-Kanal-EKG, Telemetrie, präklinische Lyse</u>

Im I. Quartal 2014 wurde in 119 Einsätzen 38 Mal ein 12-Kanal-EKG geschrieben, das
bedeutet eine ESC leitliniengerechte Verwendung von 32%.

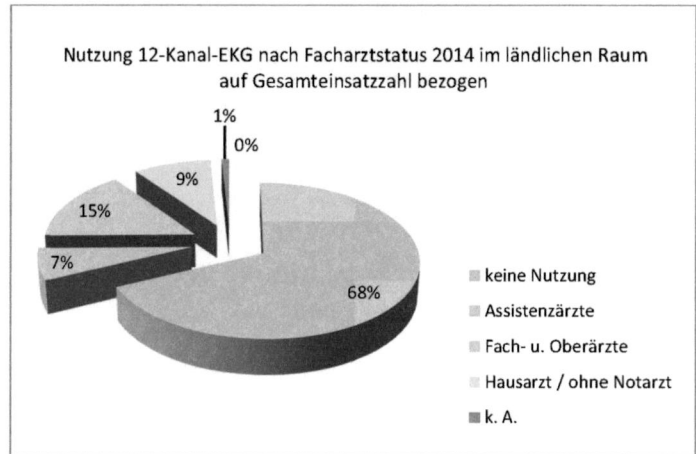

Abb. 7: Nutzung von 12-Kanal-EKG nach Facharztstatus im I. Quartal 2014/
      Leitstelle
(Quelle: eigene Darstellung)

Im ländlichen Erhebungsgebiet finden neben Einsätzen mit Assistenz- (28%) und
Fach- bzw. Oberärzten (47%) ebenfalls Einsätze mit Hausärzten bzw. ohne Notarzt
(24%) statt. Ein Einsatz konnte nicht zugeordnet werden.

Dabei verteilt sich die Verwendung nach Facharztstatus wie folgt: so schrieben 24% der Assistenzärzte, 32% der Fach- bzw. Oberärzte ein 12-Kanal-EKG und in 38% wurde dieses verwendet bei Einsätzen mit Hausärzten bzw. ohne Notarzt.

Die Auswertung der NACA-Scores IV bis VI ergab, dass bei Assistenzärzten mindestens 8 Mal und bei Fach- bzw. Oberärzten mindestens 11 Mal ein 12-Kanal-EKG von hoher Relevanz war, jedoch nicht genutzt wurde. Eine Auswertung der NACA-Scores bei Hausärzten bzw. Einsätzen ohne Notarzt konnte mangels Dokumentation nicht vorgenommen werden.

Dahingegen divergiert die Nutzung von 12-Kanal-EKG nach Fachdisziplinen. Am stärksten nutzten Anästhesiologen mit 15 von 32 Einsätzen (47%) die Technik, gefolgt von Internisten mit 7 von 31 Einsätzen (23%). Chirurgen fallen deutlich ab: kein einziger Arzt nutzte in 13 Einsätzen ein 12-Kanal-EKG. Aufgrund der kleinen Datenmenge werden Allgemeinmediziner und Pädiater nachrangig bewertet. Hier zeichnet sich ein erfreuliches Bild ab: immerhin 50% der Allgemeinmediziner (4 von 8 Einsätzen) und 1 von 1 Pädiater nutzten die Technik. Bei 34 Einsätzen war keine Zuordnung nach Fachdisziplinen möglich, da im ländlichen Bereich oftmals Notärzte (auch über die KV organisiert) tätig sind. Sie sollen jedoch Erwähnung mit 32% Nutzung erfahren.

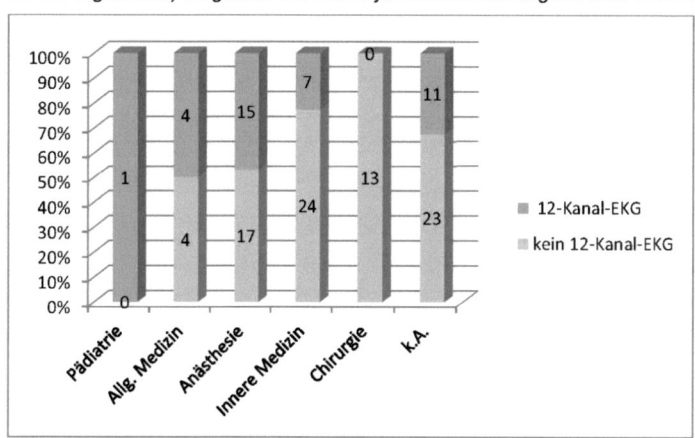

Abb. 8: Nutzung von 12-Kanal-EKG nach Fachdisziplinen im I. Quartal 2014/
        Leitstelle
(Quelle: eigene Darstellung)

Telemetrie und Lyse fanden laut Dokumentation keine Verwendung.

Zwischenfazit

Die Dokumentationsqualität der Hilfsfristen ist mit 95% außerordentlich hoch.

Auch der ländliche Raum zeichnet sich durch eine hohe Versorgungsqualität von Akutpatienten aufgrund kurzer Hilfsfristen aus. Allerdings sind die Übergabezeiten deutlich höher als im urbanen Ballungsgebiet. Auch hier ist kein Qualitätsunterschied bei der Patientenversorgung durch Assistenz-, Fach- bzw. Oberärzte oder Hausärzte erkennbar. Anders stellt sich wiederum der Vergleich zwischen den Fachdisziplinen dar: Anästhesiologen nutzten doppelt so häufig ein 12-Kanal-EKG in der präklinischen Diagnostik wie Internisten. Chirurgen nutzten die Technik hingegen kein einziges Mal. Allgemeinmediziner und Ärzte der Pädiatrie führen, wenn auch aufgrund kleinerer Datenmengen, die Liste an.

Telemetrie und Lysetherapie sind auch im ländlichen Raum kaum von Bedeutung.

11.7 Fazit

Eine leitliniengerechte Nutzung von 12-Kanal-EKG am Notfallort bei Notfallpatienten mit Verdacht auf Myokardinfarkt ist sowohl im urbanen als auch im ländlichen Teil Sachsen-Anhalts nur im geringen Maß zu verzeichnen. Im I. Quartal 2014 wurde in der Stadt bei gerade 24% und im ländlichen Raum bei 32% der Akutpatienten ein 12-Kanal-EKG geschrieben. Im I. Quartal 2013 waren es im urbanen Raum sogar nur 16%. Inwieweit auf die Nutzung des 12-Kanal-EKG aufgrund bereits sichtbarer Hebungen im kleineren EKG verzichtet wurde, war nicht Gegenstand der Studie, sollte aber in Betracht gezogen werden. In jedem Fall ist die ESC leitliniengerechte Diagnostik einem Standard-EKG vorzuziehen. In beiden Regionen ist kein erheblicher Unterschied zwischen Assistenz- und Fachärzten bzw. Oberärzten zu erkennen. Allerdings muss die Hypothese verworfen werden, dass es ebenfalls keine Unterschiede nach Fachdisziplinen gibt. Internisten und Anästhesiologen nutzten ein 12-Kanal-EKG um ein Vielfaches mehr als Chirurgen. Im ländlichen Studienbereich nutzen selbst Hausärzte deutlich höher leitliniengerecht ein 12-Kanal-EKG als ihre chirurgischen Kollegen.

Die fehlende Nutzung von Telemetrie und Lyse kann im urbanen Raum aufgrund kurzer Wege in drei Zielkliniken mit insgesamt vier Herz-Katheter-Laboren plausibilisiert werden. Für das ländliche Einzugsgebiet mit längeren Übergabefristen stellt sich die Frage nach den Myokardinfarktletalitätszahlen in den einzelnen Zielkliniken. Diese würden Aufschluss geben, inwieweit die verstärkte Nutzung von Telemetrie und prähospitaler Lysetherapie empfohlen werden sollte.

Besonders hervorzuheben ist die ausgezeichnete Dokumentationsqualität und Archivierung der protokollierten Notarzteinsätze in der Landesleitstelle. Im städtischen Klinikum besteht hingegen Verbesserungsbedarf bei der Dokumentation, vor allem mit Blick auf arzthaftungsrechtliche Konsequenzen.

Diese Studie belegt die Abhängigkeit der leitliniengerechten Nutzung von 12-Kanal-EKG zum Myokardinfarktausschluss bei Notfallpatienten vom Fachgebiet der im Notfalleinsatz tätigen Ärzte und nicht vom Facharztstatus. Sie bestätigt die im notfall-medizinischen Expertenkreis vorherrschende Kritik, dass die Versorgungsqualität von Notfallpatienten sich nicht an der in der Notfallmedizin notwendigen medizinisch-inhaltlichen Breitenerfahrung ausrichtet, sondern vielmehr davon abhängt, welches ärztliche Tiefenwissen auf welches Krankheitsbild trifft. Vor dem Hintergrund eingangs erwähnter Mortalitäts- und Letalitätszahlen gewinnt ein standardisierter Schulungsbe-darf bezüglich leitliniengerechter Diagnostik zur Erhöhung der präklinischen Patienten-versorgung Bedeutung.

12. Expertenbefragung

In diesem Teil der empirischen Untersuchung soll erörtert werden, wie die Realität der notfallmedizinischen Patientenversorgung von Experten wahrgenommen wird und inwieweit in der Arbeit herausgearbeitete Thesen gestützt werden.

12.1 Primäre Fragestellungen

Primäre Fragestellungen beziehen sich daher auf die situative Einschätzung aktueller Rahmenbedingungen in der Notfallmedizin und im Rettungswesen, welchen Schwierigkeiten sich Notfallmediziner im Alltag ausgesetzt fühlen und inwieweit sich der angestrebte Facharztstatus einhergehend mit der Etablierung der Notfallmedizin als eigene Fachdisziplin eignet, Probleme und Konflikte zu mindern.

1. Seit wann sind Sie in der Notfallmedizin bzw. Ihrem jetzigen Beruf tätig und mit welchen Hauptproblemen sehen Sie sich derzeit in Ihrem Berufsfeld am stärksten konfrontiert?

2. Können Sie mir spontan Gründe nennen, warum der Facharzt für Notfallmedizin unbedingt eingeführt oder aber keinesfalls eingeführt werden sollte?

3. Wie schätzen Sie derzeit Ausbildungsniveau der Notfallmediziner und Einsatzrealität der ärztlichen Versorgung notfallmedizinischer Patienten ein?

4. Stellt der EUSEM Curriculum, d. h. die Forderung seitens der DGINA zur Etablierung eines Facharztes für Notfallmedizin, in Ihren Augen eine geeignete oder keine geeignete Option dar, neben der Vermittlung von medizinischem Wissen und manuellen Fertigkeiten, Notfallmedizinern gezielt zusätzliche Kompetenzen zu vermitteln und somit besser zur Entwicklung einer Sicherheitskultur im akutmedizinischen Arbeitsumfeld beizutragen? Bitte nennen Sie mindestens drei Gründe.

12.2 Sekundäre Fragestellungen

Antworten auf sekundäre Fragestellungen sollen aufzeigen, wie Experten finanzielle und rechtliche Aspekte bewerten und wie das durch das föderalistische Grundprinzip entstandene heterogene Bild im Rettungswesen wahrgenommen wird. Frage 7 zur Ausstattung und Nutzung präklinischer Diagnostik und Therapie soll der Triangulierung dienen: das heißt es wird untersucht, inwieweit qualitative Daten der Expertenmeinungen die quantitativen Daten der Studie stützen.

5. Inwieweit korreliert die Etablierung der Notfallmedizin als eigene Fachdisziplin mit der Reformierung des Abrechnungssystems für ambulante und hospitalisierte Notfallpatienten (eigene EBM/ OPS bzw. DRG)?

6. Welches Konfliktpotential birgt in Ihren Augen die deutsche Rechtsprechung mit Blick auf arzthaftungsrechtliche Fragen?

7. Wie schätzen Sie die Notwendigkeit von **Verfügbarkeit** und **Nutzung** von 12-Kanal-EKG und prähospitaler Thrombolyse auf Notfalleinsatzfahrzeugen als Voraussetzung für eine leitliniengerechte Diagnostik und Therapie bei Verdachtsdiagnose Myokardinfarkt (AMI/ APS/ STEMI) am Notfallort ein?

8. Wie bewerten Sie die Sinnhaftigkeit (Kosten-Nutzen-Aufwand) einer bundesweiten empirischen Status-quo Datenerhebung zu den Rahmenbedingungen des deutschen Rettungswesens (Infrastruktur, Ausbildung und Einsatzfrequenz ärztliches und nicht-ärztliches Personal, Versorgungsqualität etc.) für eine derzeit nicht existierende einheitliche Analyse und somit möglichen Einschätzung der Notwendigkeit zur Etablierung der Notfallmedizin als eigene Fachdisziplin und die damit verbundene Einführung des Facharztes für Notfallmedizin?

9. Möchten Sie die Kurzbefragung um einen oder mehrere Ihnen wichtige Aspekte ergänzen?

12.3 Methodik

Um auf diese Fragen plausible Antworten zu erhalten, wurde exploratives Expertenwissen mittels eines Fragenbogens eingeholt, der per Email an ausgesuchte Fachleute
versendet wurde. Schlussfolgerungen aus der sich anschließenden qualitativen
Auswertung stützen sich demnach auf objektive und unbeeinflusste Aussagen, die
durch hohe Fachkompetenz und Zuverlässigkeit gekennzeichnet sind. Die ausgefüllten
Fragebögen sind im Anhang 4 zu finden.

Bei der Auswahl der Experten wurde Wert auf eine möglichst differenzierte Meinungs-
abfrage in unterschiedlichen Interessengruppen und auf Expertise im notfallmedizinischen Bereich (Berufserfahrung) gelegt. Folgende Experten aus Medizin und Gesundheitsökonomie haben dankenswerter Weise an der Befragung teilgenommen:

- Leitender Arzt der Zentralen Notaufnahme, Facharzt für Innere Medizin/ Notfallmedizin, Universitätsklinikum, Berufserfahrung: 24 Jahre.
- Oberärztin, Fachärztin für Anästhesiologie und Intensivmedizin, Ärztliche Leite-
  rin Rettungsdienst, Berufserfahrung: 22 Jahre.
- Leitender Arzt der Zentralen und Interdisziplinären Notaufnahme, Facharzt für
  Chirurgie/ Proktologie, Notarztdienst, EU-CPM, Ärztliches Qualitätsmanage-
  ment, Dozent im Notarztwesen, Berufserfahrung: 20 Jahre.
- Ärztlicher Leiter Rettungsdienst, Facharzt für Anästhesiologie, Berufserfahrung
  19 Jahre.
- Leitender Oberarzt, Facharzt für Innere Medizin, Notarzt städtisches Klinikum,
  Berufserfahrung 13 Jahre.
- Facharzt für Innere Medizin, Zentrale Notaufnahme und Rettungsdienst, Akut-
  krankenhaus, Berufserfahrung: 8 Jahre.
- Oberärztin Rettungsstelle, Fachärztin für Innere Medizin, Berufserfahrung: 20
  Jahre.
- Oberarzt der Zentralen und Interdisziplinären Notaufnahme, Facharzt für Innere
  Medizin/ Notfallmedizin, stv. Ärztlicher Leiter Rettungsdienst, Berufserfahrung:
  21 Jahre.
- Ärztlicher Leiter des Rettungsdienstes der Berliner Feuerwehr, Städtisches Kli-
  nikum, Berufserfahrung: 21 Jahre.
- Chefarzt, Zentrale Notaufnahme/ Rettungsstelle und interdisziplinäre Kurzauf-
  nahmestation – INKA, Facharzt für Innere Medizin, Notfallmedizin, MBA, Be-
  rufserfahrung: 17 Jahre

- Chefärztin der Zentralen Notaufnahme, Fachärztin für Anästhesiologie, ärztliche Leiterin Rettungsdienst (boden- und luftgebunden), städtisches Krankenhaus der Schwerpunktversorgung, Berufserfahrung: 23 Jahre.
- Zentrumsleiter, Kaufmännischer Leiter, Facharzt für Unfallchirurgie, Universitätsklinikum, Leiter des Arbeitskreises Interdisziplinäre Notaufnahme und Notfallmedizin im Auftrag des Vorstandes der Ärztekammer Berlin, Berufserfahrung: 35 Jahre.

12.4 Ergebnisse

Insgesamt liefen zwölf Expertenmeinungen in die Auswertung ein. Es handelt sich um Mediziner in leitender Position mit langjähriger Berufserfahrung in der Notfallmedizin und teils Spezialisierungen im kaufmännischen Bereich. Die hohe Rücklaufquote (80%) der Fragebögen deutet auf großes allgemeines Interesse für die Thematik.

12.4.1 Hauptprobleme

Als Hauptproblem im präklinischen Bereich wurde der Einsatz von Notärzten durch den KV-Dienst benannt, wodurch das heterogene Ausbildungsniveau im Rettungswesen verstärkt wird und Qualitätseinschätzungen nahezu unmöglich sind, zumal sich der Einsatz dem Einfluss des ÄLRD entzieht. Weiterhin wurden finanzielle Rahmenbedingungen für den Rettungsdienst bemängelt, die sich in Niedriglöhnen und hoher Personalfluktuation im Rettungsdienstpersonal und in der mangelnden Abbildung des Notarztdienstes bzw. Rettungswesens im derzeitigen G-DRG System widerspiegeln. Neue gesetzliche Regelungen, wie die Einführung des Notfallsanitätergesetzes, sorgen ebenfalls für Unsicherheit und Unklarheit.

Im klinischen Bereich wurde insbesondere die Ausbildungsqualität thematisiert. Es bestätigt sich die Aussage, dass das Vorhalten verschiedener Fachdisziplinen in der Breitenversorgung unökonomisch und zeitaufwendig ist. Interdisziplinäre und interprofessionelle Zusammenarbeit wird durch Eigeninteressen der Fachgesellschaften und fehlende fachübergreifende Ausbildungskonzepte negativ beeinflusst. Erschwerend kommen personale Unterversorgung, der limitierte Einsatz- bzw. Lehrzeiten der Assistenzärzte, Rotationsmodelle bei gleichzeitiger Kompensation ambulanter Versorgungslücken hinzu. Eine prozessuale und personale Ausrichtung mit Anerkennung der Notfallmedizin als eigene Fachdisziplin, eigener Leitung und Weisungsbefugnissen wird mehrheitlich favorisiert. Durch professionelles Schnittstellenmanagement und effizienten Ressourceneinsatz könnten medizinisch-inhaltliche und finanzielle Synergien gehoben werden.

12.4.2 Pro/ Contra Facharzt für Notfallmedizin

Die Mehrheit der befragen Experten spricht sich für die Einführung des Facharztes für Notfallmedizin aus. Vorrangig genannte Gründe sind die Verbesserung der Versorgungsqualität von Akutpatienten. Für den Einsatz bereits im präklinischen Bereich sprechen sich zwei der Befragten aus, da somit eine qualifizierte und leitliniengerechte Diagnostik verbessert würde. Größtes Potential sehen die Experten erwartungsgemäß im klinischen Bereich. So würde ein einheitliches Ausbildungsniveau zur Professionalisierung der Notfallmedizin führen. Notfallmedizinisch gefordertes Breitenwissen durch Orientierung an Leitsymptomen fördert interdisziplinäre und interprofessionelle Zusammenarbeit in Notaufnahmen, wodurch Patientensicherheit gewährleistet, Haftungsrisiken abgebaut und Vorhaltekosten für Fachärzte einzelner Disziplinen gesenkt werden könnten. Der Facharzt für Notfallmedizin würde innerklinisch die Fachgesellschaften in Filterfunktion entlasten. Weiterhin positiv eingeschätzt wird die Karriereperspektive, insbesondere für junge Ärzte. Die Professionalisierung und Akademisierung der Notfallmedizin schafft Anreize für die Tätigkeit in der Notaufnahme und bildet die Grundlage für Karrierechancen über Deutschlands Grenzen hinaus.

Gegen die Einführung des Facharztstatus' sprechen die Kosten und der bereits vorherrschende Ärztemangel. Die Ausbildung in der Breite wird in Frage gestellt, und es wird kritisch angemerkt, dass gerade im Notarztdienst der interdisziplinäre Charakter verloren ginge, zumal es keinen Spezialisten für alle Fachdisziplinen geben könne. Innerklinisch löse der Facharzt für Notfallmedizin keine Personal- und Organisationsprobleme.

12.4.3 Ausbildungsniveau und Einsatzrealität

Das Ausbildungsniveau der im Notdienst tätigen Ärzte wird mehrheitlich als heterogen und durch persönliche Motivation geprägt eingeschätzt. Meinungen reichen von „sehr gut" durch an die Klinik angebundene Ärzte bis „katastrophal" gerade bei freiberuflich tätigen und durch die KV eingesetzten Notärzten. Die Methodenkompetenz und somit die Versorgungsqualität ist stark gebunden an subjektive Faktoren und die Informationsqualität der Leitstelle in Filterfunktion. Fehlende Qualitätsdaten werden ebenfalls bemängelt.

Im innerklinischen Bereich findet erneut die Beschränkung der Fach- und Handlungskompetenz der Ärzte auf ihr Fachgebiet, mangelnde Prozess- und Organisationsorientierung, fehlende fachärztliche Leitung, fehlende Motivation der Assistenzärzte, fehlende Identifizierung mit der Arbeit in der Notaufnahme durch einschränkende Dienstplanmodelle (Rufbereitschaft) sowie mangelnde Deutschkenntnisse in Ballungsgebieten Kritik.

12.4.4 Kompetenzvermittlung durch den EuSEM-Curriculum

Die Ausbildungsinhalte des EuSEM-Curriculums werden mehrheitlich positiv einge-schätzt. Durch die Vermittlung von notfallmedizinischer Fachkompetenz in der Breite ist eine Erhöhung der Versorgungsqualität insbesondere bei Akutpatienten (verbesserte Einschätzung der Akutsituation und zügiger Therapiebeginn) zu erwarten. Durch Standardisierung und Definition der zeitlichen und inhaltlichen Ausbildungsmerkmale sei dann auch die Definition des notfallmedizinischen Aufgabengebiets möglich. Die Vermittlung von rechtlichen und kaufmännischen Lehrinhalten erachten einige Exper-ten als wünschenswert. Meinungen zur Vermittlung von ‚social skills', das heißt Kompetenzen in Führung und Organisation sowie zur Lösung von Defiziten in Res-sourcenplanung und Organisationsmanagement, divergieren. Zum einen brächte die Etablierung der Notfallmedizin Vorteile in Teambildung sowie im interprofessionellen Denken und würde eine stärkere Bindung zwischen Präklinik und Klinik schaffen. Zum anderen könnten jedoch bestehende Defizite in Ressourcenplanung und Organisation nicht abgebaut werden. Die Meinungen zur zeitlichen Umsetzung gehen ebenfalls auseinander: wohingegen einige Experten die fünfjährige Facharztausbildung favorisie-ren, erachten andere die derzeitige dreijährige Ausbildung mit Zusatzqualifikation als ausreichend.

12.4.5 Etablierung Notfallmedizin und Finanzierung

Hintergrundwissen und Meinungen divergieren bei dieser Frage am stärksten. Vier von zwölf Experten können keine Aussage treffen. Zwei der Befragten vermuten hinter dieser Frage die Möglichkeit der Optimierung auf Erlös- und Kostenseite. Vier Experten beschreiben die derzeitige Erlössituation (Regelung zur Abschlagszahlung, Investiti-onsstau, Vorhaltekosten, Fehlanreize der Abrechnungssysteme) ohne auf eine Korrelation bei Reformierung der Abrechnung notfallmedizinischer Leistungen im eigenen Leistungskatalog einzugehen. Lediglich ein Experte trifft die definite Aussage, dass die Etablierung der Notfallmedizin als eigene Fachdisziplin nicht mit der Reformie-rung der Abrechnungssysteme sondern mit der Problematik der sektoralen Trennung einhergeht. Seine sehr differenzierte Meinung untermauert die im Kapitel 3. *Finanzie-rung der Notfallversorgung* dargestellte Situationsbeschreibung, die Problematik der Kostenüber- bzw. -unterdeckung durch fehlende Abbildung ambulanter notfallmedizini-scher Leistungen und die unsachgemäße Gegenfinanzierung seitens der KV. Sie soll daher im Originalwortlaut wiedergegeben werden:

„Eine eigene Fachrichtung würde im aktuellen Abrechnungssystem die Möglichkeit schaffen, eine fachabteilungsspezifische Pauschale für vorstationäre Abrechnungen zu etablieren. Diese könnte für alle Patienten, die weder eindeutig dem ambulanten noch dem vollstationären Bereich zugeordnet werden können, als kostendeckende Vergütungsform zur Anwendung kommen. Spezielle EBM-Ziffern könnten ebenso etabliert werden, allerdings scheint dies momentan keine Option, da Krankenhäuser nicht an der Gestaltung des EBM beteiligt werden. Auf den DRG-Bereich hätte ein FA Notfallmedizin keinen Einfluss."

12.4.6 Arzthaftungsrechtliches Konfliktpotential

Laut Expertenmeinung liegt eindeutig Gefahrenpotential in der Verpflichtung der Krankenhäuser zur Vorhaltung von Fachärzten. Zum einen ist der Begriff ‚Facharztstandard' inhaltlich-rechtlich nicht definiert, sodass der Einsatz von jungen Assistenzärzten überhaupt erst möglich sei, da der Personalmangel über Konsultationsanforderungen oder Rotationsmodelle abgefedert werden soll. Dies stellt eine rechtliche Grauzone dar. Behandlungen durch nicht ausreichend qualifiziertes Personal oder durch in der Tiefe geschulte Spezialisten sowie diagnosekonzentrierte anstelle von symptombasierten Therapien lassen Fehleinschätzungen ansteigen, wodurch sich ein Haftungsrisiko für Ärzte (Beweislastumkehr bei groben Behandlungsfehlern) und für die Krankenhausträger ergibt. Der Facharzt für Notfallmedizin als „Generalist" stellt eine Option dar, die Versorgungslücken in Notaufnahmen zu schließen, da dieser fachübergreifend und symptomorientiert komplexe Krankheitsbilder besser einzuschätzen vermag, und der Rückgang von Zeitverlusten und Fehlbehandlungen zu erwarten ist. Eine verbesserte Ausbildung in notfallmedizinischen Kompetenzen wirke außerdem der „Sicherheitsmedizin" entgegen, was neben arzthaftungsrechtlichen Fragen ebenfalls zu einer ökonomischeren Arbeitsweise (z. B. Vermeidung von Doppeldiagnostik) führen würde. Weiterhin wurde die Problematik des freien grenzüberschreitenden Dienstleistungsverkehrs thematisiert, der für deutsche Ärzte aufgrund des fehlenden Facharztstandards in der Notfallmedizin unklar und karrierehemmend ist.

12.4.7 Leitliniengerechte Diagnostik und Therapie

Sämtliche Befragte sind sich einig, dass die ESC leitliniengerechte Verwendung von 12-Kanal-EKG in der präklinischen Patientenversorgung zum AMI-Ausschluss essentiell ist. Die prähospitale Lyse wird in infrastrukturell unterversorgten Regionen empfohlen. In Ballungszentren mit kurzen Anfahrtswegen und hoher Anzahl von Herzkatheterlaboren sollte sie ggf. vorgehalten werden, ist aber nach Koronarangiographie und

PTCA die dritte Wahl in der präklinischen Versorgung. Quantitative Nutzung von 12-Kanal-EKG und qualitative Auswertung der Daten sind regional gebunden und unterschiedlich.

Diese qualitative einhellige Expertenaussage kann durch die Studienergebnisse im urbanen und ländlichen Raum Sachsen-Anhalts quantitativ trianguliert werden.

12.4.8 Bundesweit empirische Status-quo Datenerhebung

Eine bundesweite empirische Status-quo Datenerhebung wird insbesondere für eine vergleichende Aussage über qualitative Unterschiede im deutschen Rettungswesen (Strukturqualität, Ausbildungsniveau etc.) für sehr sinnvoll erachtet. Diese Datenerhebung ist jedoch sehr komplex und methodisch schwierig umsetzbar, da länderspezifische Regelungen sowie die Erstellung von Qualitätsmerkmalen zur validen Datenerhebung und -auswertung klar definiert werden müssten, um eine Vergleichbarkeit zu erreichen. Inwieweit dies zur Einschätzung für eine Einführung des Facharztes für Notfallmedizin dienlich sein soll, wird von den Experten unterschiedlich eingeschätzt, je nach Ansicht, ob dieser Facharztstandard überhaupt in der präklinischen Versorgung nötig ist (auch mit Blick auf die Erweiterung der nichtärztlichen Kompetenzen, z. B. durch das Notfallsanitätergesetz). Studien sollten sich auf die innerklinische Notfallversorgung und auf das Schnittstellenmanagement zwischen Präklinik und Klinik konzentrieren.

12.4.9 Ergänzungen

Zwei Experten verwiesen auf die Stellung Deutschlands im internationalen Vergleich. Es zeichnet sich ein deutlicher Trend zur Etablierung der Notfallmedizin als eigene Fachdisziplin und des Facharztstatus' ab, den Deutschland nicht länger ignorieren sollte. Eine Aussage trifft hier den Kern: „Es ist Zeit für eine Änderung, für eine Professionalisierung und eine Akademisierung der Notfallmedizin im klinischen und präklinischen Sektor!"

13. Schlussfolgerung

Die vorliegende Arbeit zeigt deutlich Komplexität, Aktualität und Brisanz der Thematik auf. Der fehlende Facharzt für Notfallmedizin kann nicht losgelöst von geschichtlichen, sozialpolitischen und finanziellen Entwicklungen betrachtet werden, die die Rahmenbedingungen der Notfallversorgung in Deutschland nachhaltig prägten. Bedingt durch Föderalismus und sektorale Trennung ist das deutlichste Merkmal und somit größter Problemtreiber die heterogene Versorgungsstruktur in der präklinischen und klinischen Patientenversorgung. Sie führt vor allem zu unterschiedlichen Ausbildungsniveaus von ärztlichem und nichtärztlichem Personal, fehlenden Möglichkeiten zur Umsetzung von internationalen Standards und anerkannten Leitlinien und zu einer unzureichenden Vergütung der notfallmedizinischen Leistungen insbesondere im ambulanten Bereich. Zudem sind medizinrechtliche Aspekte kaum oder ungenügend in der deutschen Rechtsprechung verankert und bergen erhebliches arzthaftungsrechtliches Konfliktpotential.

Die Qualität der präklinischen Patientenversorgung ist im hohen Maße abhängig von der Organisation und Struktur des Rettungswesens, der Infrastruktur des Versorgungsgebiets und des notärztlichen Personaleinsatzes. Die bundesweit uneinheitliche Ausstattung der Transportmittel mit für Diagnostik und Therapieeinleitung wichtiger Technik insbesondere bei der Versorgung von Akutpatienten, lange Fahrtwege und die Gefährdung der Einhaltung von Hilfsfristen im ländlichen Raum sowie die qualitativen Unterschiede in der notärztlichen Versorgung sind hierfür exemplarisch und wurden in mehreren externen Studien, einer eigenen Studie sowie durch Einholung von Expertenmeinungen bestätigt. Eine valide Aussage zur tatsächlichen deutschlandweiten Versorgungsqualität kann aufgrund der Heterogenität und mangels einheitlicher Datenerhebung nicht getroffen werden. Es bleibt daher abzuwarten, inwieweit sich Neuerungen zur Reformierung des Rettungswesens (z. B. Notfallsanitätergesetz) in Unterstützung der notärztlichen Tätigkeit positiv auf die präklinische Versorgungsqualität auswirken, die sich derzeit lediglich in Outcomezahlen im internationalen Vergleich darstellen lässt.

Anders stellt sich die Situation der klinischen notfallmedizinischen Versorgung dar: sie gilt durch jahrzehntelangen Fokus auf die Präklinik als vernachlässigt und ignoriert weitestgehend internationale (Positiv-) Trends wie den Facharztstatus und die Etablierung der Notfallmedizin als eigene Fachdisziplin. Einige deutsche Krankenhäuser haben die Notwendigkeit von organisatorischen, prozessualen und strukturellen Neuerungen erkannt und versuchen mit der Einführung von interdisziplinären zentralen

Notaufnahmen Versorgungslücken aus vorangegangenen detailliert beschriebenen Gründen zu kompensieren. Allerdings setzt diese Lösungsmöglichkeit eine hohe Interprofessionalität der Ärzte voraus und macht die Notwendigkeit von intelligenten Personalkonzepten sowie einem einheitlichen ärztlichen Ausbildungsniveau noch deutlicher. Zudem sind derzeitige Personalkonzepte ineffizient und unökonomisch, da viele Krankenhäuser zur Erfüllung ihres Versorgungsauftrags ständig Fachärzte sämtlicher Disziplinen vorhalten oder eine Weiterleitung an geeignete Häuser gewährleisten müssen. Ein „Generalist" mit in der klinischen Notfallmedizin notwendiger Breitenerfahrung kann in Filterfunktion andere Fachdisziplinen entlasten und ist auch mit Blick auf die Risikostratifikation zur Vermeidung von Unterversorgung gerade von Akutpatienten ein großer Zugewinn.

Der Facharzt kompensiert sicher keine Ressourcen- bzw. Organisationsprobleme – jedoch kompensieren prozessoptimierte Strukturen und die Etablierung qualitativ hochwertiger Versorgungsmodelle ebenfalls nicht den fehlenden Facharzt für Notfallmedizin. Im Sinne der Patientensicherheit, Mitarbeiterzufriedenheit und ethischen Ökonomisierung der Notfallmedizin ist die Einführung des Facharztes bei gleichzeitiger Etablierung der Notfallmedizin und Reformierung der Finanzstrukturen in der klinischen Notfallversorgung mittlerweile alternativlos.

IV. Literaturverzeichnis

Abig, C. [2003]
    Die Rechtsstellung nichtärztlicher Leistungserbringer in der gesetzlichen Kran-
    kenversicherung. Eine vergleichende Untersuchung am Beispiel des Rettungs-
    wesens in Deutschland und Frankreich, Berlin, Universität Jena, Diss.,
    2002/2003.

AOK [2014]
    Das Gesundheitssystem in Frankreich, verfügbar unter: http://www.aok-
    bv.de/politik/europa/index_01352.html (12.7.2014).

Arnzt, H.-R. [2009]
    Methoden und Handwerk, Lysetherapie, in: Madler, Ch. et al. (Hrsg.): Akutme-
    dizin – die ersten 24 Stunden. Das NAW-Buch, 4., überarb. Aufl., München,
    2009, S. 307-322.

ASB [2014]
    Rettungsdienst in Europa: Frankreich, verfügbar unter: http://alt.asb.de/view.
    php3?show=5210039 (12.7.2014).

Behringer, W. et al. [2013]
    Fünf Thesen zur Weiterentwicklung der Notfallmedizin in Deutschland, Öster-
    reich und der Schweiz, in: Notfall + Rettungsmedizin, Nr. 8 vom 15. Dezember
    2013, S. 625-626.

Berg, G. [2010]
    Auswertung der Notarzteinsätze in Bayer auf der Grundlage DIVI-Protokolle als
    Basis für ein präklinisches Qualitätsmanagement bei Patienten älter als 65 Jah-
    re, Würzburg, Univ., Diss., 2010.

Blum, K., Löffert, S. [2010]
    Ärztemangel im Krankenhaus. Ausmaß, Ursachen, Gegenmaßnahmen. For-
    schungsgutachten im Auftrag der Deutschen Krankenhausgesellschaft, verfüg-
    bar unter: https://www.dki.de/sites/default/files/downloads/ zusammenfas-
    sung_aerztemangel.pdf (1.3.2014).

Bundesärztekammer [2013]
    (Muster-) Weiterbildungsordnung 2003, in seiner Fassung vom 28.06.2013, ver-
    fügbar unter: http://www.bundesaerztekammer.de/downloads/20130628-
    MWBO_V6.pdf (20.6.2014).

Bundesärztekammer [2014]
    (Muster-) Kursbuch Notfallmedizin, in seiner Fassung vom 17.01.2014, verfüg-
    bar unter: http://www.bundesaerztekammer.de/ downloads/MKBNotfallmedizin
    2014.pdf (20.6.2014).

Bundesärztekammer [2013]
    Statistische Erhebungen der Gutachterkommissionen und Schlichtungsstellen
    für das Statistikjahr 2012, in seiner Fassung vom 17.06.2013, verfügbar unter:
    http://www.bundesaerztekammer.de/downloads/Erhebung_StaeKo_mit_Zahlen
    _2012_komplett.pdf (22.6.2014).

Callies, I. T. et al. [2011]
Erlöse der ZNA. Erlösmodelle der ZNA, in: Moecke, H./Lackner, C. K.,/Klöss, T. (Hrsg.): Das ZNA-Buch. Konzepte, Methoden und Praxis der Zentralen Notaufnahme, 1. Aufl., Berlin, 2011, S. 73-83.

Deutsche Herzstiftung [2014]
Kennen Sie Ihr Herzinfarkt-Risiko?, verfügbar unter: http://www.herzstiftung.de/ (12.7.2014).

DGINA [2009]
Europäisches Curriculum für Notfallmedizin, verfügbar unter: http://www.eusem. org/cms/assets/1/pdf/curriculumgerman.pdf (22.6.2014).

DIN Deutsches Institut für Normung e.V. [2014]
DIN 13050. Begriffe im Rettungswesen, Deutsche Norm, Berlin, April 2014.

Dirks, B. [2013]
Konzept der Notfallmedizin, in: Dirks, B. (Hrsg.): Die Notfallmedizin, 2. überarb. Aufl., Berlin, 2013, S. 1-10.

Dormann, H. [2011]
Erlöse der ZNA. Kennzahlen und Qualitätsindikatoren, in: Moecke, H./Lackner, C. K.,/Klöss, T. (Hrsg.): Das ZNA-Buch. Konzepte, Methoden und Praxis der Zentralen Notaufnahme, 1. Aufl., Berlin, 2011, S. 92-98.

DRK [2014]
Rettungskette, verfügbar unter: http://www.drk.de/angebote/erste-hilfe-und-rettung/erste-hilfe-online/rettungskette.html (7.7.2014).

Düsterwald, St. [2013]
Notfallmedizin, 1. Aufl., Berlin, 2013.

Eiff, W. et al. [2011]
Erlösarten und Erlöspotentiale der Notaufnahme, in: Eiff, W. et al. (Hrsg.): Management der Notaufnahme. Patientenorientierung und optimale Ressourcennutzung als strategischer Erfolgsfaktor, 1. Aufl., Stuttgart, 2011, S. 103-126.

Eiff, W., Schüring, St. [2011]
Personal. Grundlagen des Personalmanagements, in: Eiff, W. et al. (Hrsg.): Management der Notaufnahme. Patientenorientierung und optimale Ressourcennutzung als strategischer Erfolgsfaktor, 1. Aufl., Stuttgart, 2011, S. 327-340.

EMC [2010]
CNAMTS, verfügbar unter: http://germany.emc.com/collateral/customer-profiles/h4804-cnam-ts-cp.pdf (3.3.2014).

Enke, N. [2009]
Schnittstellen in der Notfallversorgung. Eine problemorientierte Systemanalyse, 1. Aufl., Hamburg, 2009.

Fischer, W. [2009]
Notfallvergütung im Krankenhaus: Patientenklassifikationssysteme und Notfallpauschalen bei DRG-basierter Vergütung von stationären Behandlungen, 1. Aufl., Wolfertswil, 2009.

Flake, F. et al. [2013]

Notfallsanitäter – Chancen und Perspektiven des neuen Berufsbildes, in: Notfall
+ Rettungsmedizin, Nr. 8 vom 16. November 2013, S. 598-603.

Fleischmann,Th. [2011]

Notfallversorgung im internationalen Vergleich, in: Eiff, W. et al. (Hrsg.): Management der Notaufnahme. Patientenorientierung und optimale Ressourcennutzung als strategischer Erfolgsfaktor, 1. Aufl., Stuttgart, 2011, S. 53-58.

Fleischmann,Th. [2011]

Anforderungen an das ärztliche Personal, in: Eiff, W. et al. (Hrsg.): Management
der Notaufnahme. Patientenorientierung und optimale Ressourcennutzung als
strategischer Erfolgsfaktor, 1. Aufl., Stuttgart, 2011, S. 376-388.

Fleischmann, Th. [2007]

Der deutsche Weg zum Facharzt für Notfallmedizin, verfügbar unter:
http://www.dgina.de/media/veroeffent/Fleischmann2.pdf (31.3.2014).

Flemming, A./Ahrens, J. [2011]

Aufgaben der Rettungsleitstelle, Qualitätsmanagement und Dokumentation, in:
Adams, H. A. et al. (Hrsg.): Kursbuch Notfallmedizin. Fibel für angehende Notärzte, 1. Aufl., Berlin, 2011, S. 447-460.

Geraedts, M. [2009]

Herausforderungen für die Akutmedizin der Zukunft. Konzepte akutmedizini-
scher Modelleinrichtungen, in: Madler, Ch. et al. (Hrsg.): Akutmedizin – die ersten 24 Stunden. Das NAW-Buch, 4., überarb. Aufl., München, 2009, S. 1171-
1176.

Gesundheitsberichterstattung des Bundes [2014]

Rettungswachen, Rettungsleitstellen und Rettungshubschrauber im öffentlichen
Rettungsdienst, verfügbar unter: http://www.gbe-bund.de/oowa921-install/ serv-
let/oowa/aw92/dboowasys921.xwdevkit/xwd_init?gbe.isgbetol/xs_start_neu/&p_
aid=i&p_aid=78373080&nummer=455&p_sprache=D&p_indsp=-&p_aid=
39144189 (26.06.2014).

Goldmann, J. [2000]

Geschichte der medizinischen Notfallversorgung: vom Programm der Aufklärung zur systemischen Organisation im Kaiserreich (1871-1914); am Beispiel
von Berlin, Leipzig und Minden, Bielefeld, Univ., Diss., 2000.

Gorgaß, B. [2013]

Personal im Rettungsdienst, in: Dirks, B. (Hrsg.): Die Notfallmedizin, 2. überarb.
Aufl., Berlin, 2013, S. 545-554.

Gries, A. et al. [2011]

Ärztliche Besetzung in der Zentralen Notaufnahme: Personalplanung für ein op-
timiertes Patientenmanagement rund um die Uhr, in: Moecke, H./Lackner, C.
K./Klöss, T. (Hrsg.): Das ZNA-Buch. Konzepte, Methoden und Praxis der Zentralen Notaufnahme, 1. Aufl., Berlin, 2011, S. 188-200.

Health Power House [2014]

Euro Health Consumer Index 2013, verfügbar unter: http://www.healthpower
house.com/ files/ehci-2013/ehci-2013-report.pdf (30.5.2014).

Heller, M. [2007]
Die Krankenhausfinanzierung in Frankreich, verfügbar unter:
http://tisrv09.kohlhammer.de/doev.de/download/Portale/Zeitschriften/Krankenha
us/fachbeitrag/fachbeitrag_02_07.pdf (3.3.2014).

Jochen, P. [2010]
Qualität notärztlicher Diagnosen: ein Vergleich von Fachärzten und Weiterbil-
dungsassistenten der Anästhesie, Erlangen, Nürnberg, Univ., Diss., 2010.

Kern, A. O., Kupsch, St. D. [2002]
Internationale Vergleiche von Gesundheitssystemen und die Neubestimmung
des Leistungskatalogs in der gesetzlichen Krankenversicherung. Was bringt ein
Blick über die Grenzen?, verfügbar unter: http://www.wiwi.uni-
augsburg.de/vwl/institut/paper/217.pdf (12.7.2014).

Kerner, Th. [2010]
77 Fehler und Irrtümer in der Notfallmedizin, 1. Aufl., Berlin, 2010.

Kessel, N. [2008]
Geschichte des Rettungsdienstes 1945 – 1990. Vom „Volk von Lebensrettern"
zum Berufsbild „Rettungssanitäter/in", in: Leven, K-H. (Hrsg.): Medizingeschich-
te im Kontext, Band 13, Berlin, 2008.

Killinger, E. [2009]
Die Besonderheiten der Arzthaftung im medizinischen Notfall, 1. Aufl., Berlin,
2009.

Kirchner, B. [1987]
Der akut erkrankte Notfallpatient im Rettungsdienst, Darstellung und Bewertung
der ärztlichen Tätigkeit: Zwei-Jahres-Analyse d. Notarzt-Einsätze in Ulm, Ulm,
Universität, Diss., 1987.

Kirsch, M., Gries, A. [2013]
Notaufnahme und klinische Erstversorgung, in: Dirks, B. (Hrsg.): Die Notfallmedizin, 2. überarb. Aufl., Berlin, 2013, S. 595-602.

Klöss, Th. [2011]
Erwartungen an die ZNA. Erwartungen der Fachabteilungen und nachfolgend
aufnehmender Kliniken, in: Moecke, H./Lackner, C. K.,/Klöss, T. (Hrsg.): Das
ZNA-Buch. Konzepte, Methoden und Praxis der Zentralen Notaufnahme, 1.
Aufl., Berlin, 2011, S. 11-14.

Kohlbach, J. [1999]
Entwicklung der Strukturen, Leistungspotentiale und technischen Hilfsmittle der
medizinischen Notfallversorgung in der Sowjetischen Besatzungszone und der
Deutschen Demokratischen Republik um Zeitraum von 1945 bis 1952, Leipzig,
Univ., Diss., 1999.

Koppenberg,J. et al. [2011]
Risikomanagement. Instrumente, Werkzeuge und Praxis des Risikomanagements, in: Moecke, H./Lackner, C. K.,/Klöss, T. (Hrsg.): Das ZNA-Buch. Konzepte, Methoden und Praxis der Zentralen Notaufnahme, 1. Aufl., Berlin, 2011,
S. 241- 248.

Krey, J. [2011]

    Architektur, Technik, IT. Architektur der ZNA: Wie Architektur die ZNA-Prozesse unterstützt, in: Moecke, H./Lackner, C. K.,/Klöss, T. (Hrsg.): Das ZNA-Buch. Konzepte, Methoden und Praxis der Zentralen Notaufnahme, 1. Aufl., Berlin, 2011, S. 103-113.

Krey, J. [2011]

    Architektur, Technik, IT. Technik und Medizintechnik der ZNA: Wie (Medizin-) Technik die ZNA-Prozesse unterstützt, in: Moecke, H./Lackner, C. K.,/Klöss, T. (Hrsg.): Das ZNA-Buch. Konzepte, Methoden und Praxis der Zentralen Notaufnahme, 1. Aufl., Berlin, 2011, S. 114-119.

Krey, J. [2010]

    Aufbau der MTS, verfügbar unter: http://www.ersteinschaetzung.de/ content/ aufbau-des-mts (2.7.2014).

Krieter, H. [2009]

    Der Rettungsdienst – Basis der präklinischen Akutmedizin, in: Madler, Ch. et al. (Hrsg.): Akutmedizin – die ersten 24 Stunden. Das NAW-Buch, 4., überarb. Aufl., München, 2009, S. 57-68.

Kunze, I. [2011]

    Die Verfügbarkeit von 12-Kanal-EKG-Geräten und prähospitaler Lyse auf den Notarzt- und Rettungswagen in Deutschland, Leipzig, Universität, Diss., 2011.

Kühnast, Th. M. [2000]

    Die Qualität der klinischen Notfallversorgung: Eine Analyse anhand von Notarztprotokollen des Jahres 1993 aus dem Rettungsdienstbereich Halle/Saalkreis, Halle, Wittenberg, Universität, Diss., 2000.

Lackner, Ch. K. [2011]

    ZNA-Konzepte im Krankenhaus. Die ZNA als Portalklinik – stand alone - denzentral. ZNA-Rahmenbedingungen, in: Moecke, H./Lackner, C. K./Klöss, T. (Hrsg.): Das ZNA-Buch. Konzepte, Methoden und Praxis der Zentralen Notaufnahme, 1. Aufl., Berlin, 2011, S. 17-22.

Lazzer, D. et al. [2013]

    Rechtsgrundlagen der Notfallmedizin, in: Dirks, B. (Hrsg.): Die Notfallmedizin, 2. überarb. Aufl., Berlin, 2013, S. 577-588.

Libuda, Th. [1988]

    Untersuchungen zum Einfluss der präklinischen Versorgung auf die Behandlungsergebnisse von Patienten einer internistischen Wachstation, Magdeburg, Med. Akad., Diss.A, 1988.

Lindenau-Stockfisch [2013]

    Organisation & Personal, Lean Patientenbegleitdienst – von Push zu Pull, in: Eiff, W./Lorenz, O. (Hrsg.): Jahrbuch Gesundheitswirtschaft 2014, Gesundheit & Ökonomie – E-Health & IT-Management – Trends & Best Practices, 7. Jahrgang, Berlin, 2013, S. 122-125.

Maaz, M. [2004]

    Prozessanalyse der Notfallversorgung bei Verkehrsunfällen. Studie zur Epidemiologie und Einsatztaktik in Bayern, München, Universität, Diss., 2004.

Mackway-Jones, K. et al. [2011]
> Ersteinschätzung in der Notaufnahme. Das Manchester Triage System, 3. Aufl., Bern, 2011.

Messelken, M. [2013]
> Dokumenation, Scores, Qualitätssicherung. Dokumentation, in Dirks, B. (Hrsg.): Die Notfallmedizin, 2. überarb. Aufl., Berlin, 2013, S. 641-644.

Moecke, H. et al. [2011]
> Vorwort, in: Moecke, H./Lackner, C. K.,/Klöss, T. (Hrsg.): Das ZNA-Buch. Konzepte, Methoden und Praxis der Zentralen Notaufnahme, 1. Aufl., Berlin, 2011, S. XI-XII.

Moecke, H. et al. [2009]
> Konzepte der Notfallversorgung - eine internationale Übersicht, in: Madler, Ch. et al. (Hrsg.): Akutmedizin – die ersten 24 Stunden. Das NAW-Buch, 4., überarb. Aufl., München, 2009, S. 13-20.

Möckel, M. et al. [2013]
> Konzeptentwurf Decision Unit (DCU) am PGD Wittenberg, siehe Anhang, S. 1.

Neumayr, A. et al. [2013]
> Qualitätsmanagement im prähospitalen Notfallwesen. Bestandsaufnahme, Ziele und Herausforderungen, 1. Aufl., Wien, 2013.

Nihues, Ch. [2012]
> Notfallversorgung in Deutschland. Analyse des Status quo und Empfehlungen für ein patientenorientiertes und effizientes Notfallmanagement, 1.Aufl., Stuttgart, 2012.

Parsch, A.-J. [2013]
> Ärztliche Aus- und Weiterbildung in der Notfallmedizin, in: Dirks, B. (Hrsg.): Die Notfallmedizin, 2. überarb. Aufl., Berlin, 2013, S. 656-658.

Pollok, K. [2011]
> Rechtliche Grundlagen des Rettungsdienstes, in: Adams, H. A. et al. (Hrsg.): Kursbuch Notfallmedizin. Fibel für angehende Notärzte, 1. Aufl., Berlin, 2011, S. 110-117.

Rat der Europäischen Union [2004]
> Interinstitutionelles Dossier 2002/0061 (COD). Gemeinsamer Standpunkt des Rates vom 21. Dezember 2004 im Hinblick auf die Annahme einer Richtlinie des Europäischen Parlaments und des Rates über die Anerkennung von Berufsqualifikationen, verfügbar unter: http://ec.europa.eu/internal_market/ qualifications/docs/2001-newdir/commposition_de.pdf (12.7.2004).

Richter, D. et al. [2009]
> Organisation der Notfallmedizin. Organisation des Rettungsdienstes, in: Dirks, B. (Hrsg.): Die Notfallmedizin, 2. überarb. Aufl., Berlin, 2013, S. 529-544.

Rudat, S. [2014]
> Presseerklärung vom 12.6.2014: Delegiertenversammlung der Ärztekammer Berlin beschließt Zusatz-Weiterbildung „Klinische Notfall- und Akutmedizin" mit großer Mehrheit, verfügbar unter: http://www.aerztekammer-berlin.de /40presse/10_Pressemitteilungen/718_Zusatzweiterbildungen.htm (10.4.2014).

Scheidt, W. [2011]

    Management akutes Koronarsyndrom, in: Moecke, H./Lackner, C. K.,/Klöss, T. (Hrsg.): Das ZNA-Buch. Konzepte, Methoden und Praxis der Zentralen Notaufnahme. 1. Aufl., Berlin, 2011, S. 453-465.

Schenker, M. H. [2010]

    Die europäischen Gesundheitssystem im Vergleich, verfügbar unter: http://www.santesuisse.ch/user_content/files/infosantesuisse_dossiers/13_euro pe_iss3_2010_d_20110324083956.pdf (12.7.2014).

Schenker, M. H. [2010]

    Dezentralisierung der Gesundheitssysteme, verfügbar unter: http://www.santesuisse.ch/user_content/files/infosantesuisse_dossiers/13_euro pe_iss3_2010_d_20110324083956.pdf (12.7.2014).

Schiner, S. [2008]

    Experten fordern den Notfallfacharzt, verfügbar unter: http://www.dgina.de/ media/ veroeffent/20080725_Aerztezeitung.pdf (31.3.2014).

Schlechtriemen, Th. [2011]

    Schnittstellen der ZNA. Optimierung der Nahtstelle Rettungsdienst- ZNA, in: Moecke, H./Lackner, C. K.,/Klöss, T. (Hrsg.): Das ZNA-Buch. Konzepte, Methoden und Praxis der Zentralen Notaufnahme, 1. Aufl., Berlin, 2011, S. 40-43.

Schmiedel, R., Behrend, H. [2007]

    Wissenschaftliche Informationen der Bundesanstalt für Straßenwesen. Leistun gen des Rettungsdienstes 2005/2005, verfügbar unter: http://www.bast.de/DE/ Publikationen/Archiv/Infos/Downloads/2007-14.pdf?__blob=publicationFile&v=1 (26.06.2014).

Schneider, Th. et al. [2010]

    Taschenatlas Notfall & Rettungsmedizin: Kompendium für den Notarzt, 4. Aufl., Berlin, 2010.

Scholtes, K. [2011]

    Schnittstellen der ZNA, in: Moecke, H./Lackner, C. K.,/Klöss, T. (Hrsg.): Das ZNA-Buch. Konzepte, Methoden und Praxis der Zentralen Notaufnahme, 1. Aufl., Berlin, 2011, S. 55-64.

Schölkopf, M. [2010]

    Das Gesundheitswesen im internationalen Vergleich. Gesundheitssystemvergleich und die europäische Gesundheitspolitik, 1. Aufl., Berlin, 2010.

Schöpke, T. [2014]

    Not macht ökonomisch, verfügbar unter: http://www.pressekatalog.de /inhalt/f_%26_w_-_f%FChren_und_wirtschaften_im_Krankenhaus_-_epaper-00006_2014_2083844t.pdf (3.5.2014).

Schöpke, T./Plappert, T. [2011]

    Kennzahlen von Notaufnahmen in Deutschland, verfügbar unter: http://link.springer.com/article/10.1007%2Fs10049-011-1435-y#page-1 (3.5.2014).

Schubert, Ch. [2012]

    Frankreich: Gesundheitssystem am Tropf, verfügbar unter: http://www.aerzteblatt.de/archiv/128451/Frankreich-Gesundheitssystem-am-Tropf (12.7.2014).

Seebode, R. [2011]
Fahrzeuge im Rettungsdienst, in: Adams, H. A. et al. (Hrsg.): Kursbuch Notfall-medizin. Fibel für angehende Notärzte. 1. Aufl., Berlin, 2011, S. 404-412.

Singh, M. et al. [2008]
Deutschland braucht die interdisziplinäre Notfallaufnahme und den Facharzt für Notfallmedizin, verfügbar unter: http://www.dgina.de/media/ veroeffent/ Ret-tungsdienst_Journal_11-2008.pdf (31.3.2014).

Sohns, A. [2008]
Das europäische Wettbewerbsrecht und die Steuerung der Gesundheitssyste-me in Frankreich, Großbritannien und der Bundesrepublik Deutschland, 1. Aufl., Berlin, 2008.

Statistisches Landesamt Sachsen-Anhalt [2013]
Weiterer Rückgang der Sterbefälle durch Herzinfarkt und Schlaganfall, dagegen wieder mehr Tote durch Bluthochdruck und Diabetes, verfügbar unter: http://www.statistik.sachsen-anhalt.de/Internet/Home/Veroeffentlichungen/ Pressemitteilungen/2013/07/63.html (3.7.2014).

Stockfisch-Lindenau [2013]
Point-of-Care-Testing als integraler Bestandteil bei der Umsetzung der Lean-Methodik in der Notaufnahme, in: Eiff (Hrsg.): POCT-Management. Klinische und ökonomische Effekte, 1. Aufl., Heidelberg, 2013, S. 219-236.

Urban, B. et al. [2011]
Risikomanagement. Patientensicherheit, in: Moecke, H./Lackner, C. K./Klöss, T. (Hrsg.): Das ZNA-Buch. Konzepte, Methoden und Praxis der Zentralen Not-aufnahme, 1. Aufl., Berlin, 2011, S. 249-254.

Weitbrecht, C. [2011]
ZNA und Recht. Die Vertragsbeziehungen bei der Notfallbehandlung, in: Moecke, H./Lackner, C. K./Klöss, T. (Hrsg.): Das ZNA-Buch. Konzepte, Metho-den und Praxis der Zentralen Notaufnahme, 1. Aufl., Berlin, 2011, S. 293-295.

Weitbrecht, C. [2011]
ZNA und Recht. Strafrechtliche Verantwortung und zivilrechtliche Haftung bei Patientenschäden; Organisationsverschulden, in: Moecke, H./Lackner, C. K./Klöss, T. (Hrsg.): Das ZNA-Buch. Konzepte, Methoden und Praxis der Zent-ralen Notaufnahme, 1. Aufl., Berlin, 2011, S. 296-300.

Weitbrecht, C. [2011]
ZNA und Recht. Arbeitsteilung und rechtliche Verantwortung, in: Moecke, H./Lackner, C. K./Klöss, T. (Hrsg.): Das ZNA-Buch. Konzepte, Methoden und Praxis der Zentralen Notaufnahme, 1. Aufl., Berlin, 2011, S. 301-305..

Zimmermann et al. [2009]
Die interdisziplinäre Notfallstation, in: Madler, Ch. et al. (Hrsg.): Akutmedizin – die ersten 24 Stunden. Das NAW-Buch, 4., überarb. Aufl., München, 2009, S. 115-132.

V. Liste der Anhänge

Anhang 1: DIVI-Protokoll (Version 5.0)

Anhang 2: Konzept Clinical Decision Unit

Anhang 3: Daten der Studie

Anhang 4: Fragebögen der Expertenbefragung

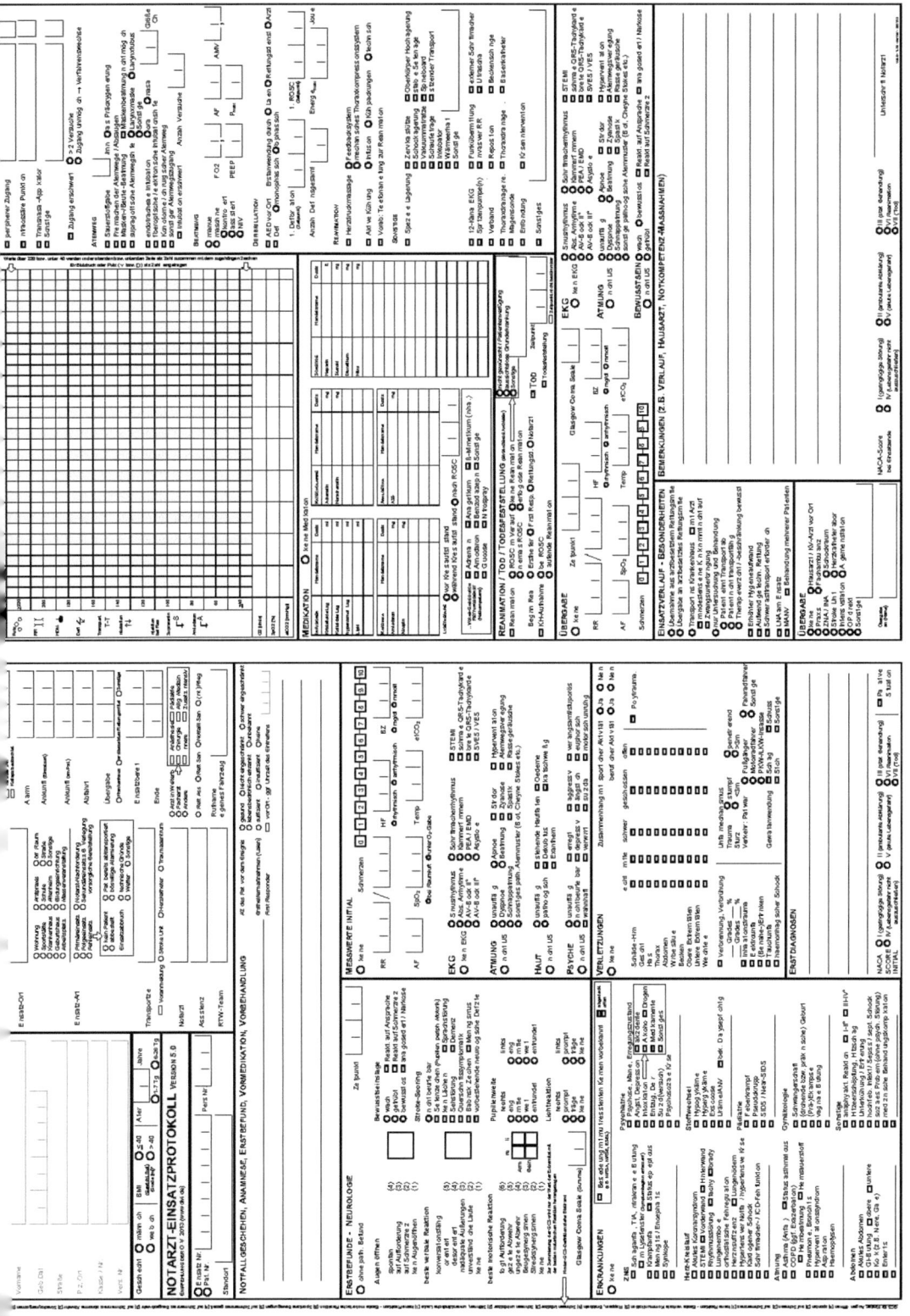

Konzeptentwurf Decision Unit (CDU) am PGD Wittenberg

Prof. Martin Möckel, Dr. Stephan Ruhla, Verena Stockfisch, Dr. Sönke Petrausch

Im Bereich der Notfallmedizin ist deutschlandweit in den letzten Jahren ein stetig steigendes Patientenaufkommen zu verzeichnen. Die Zahl der Krankenhauseinweisungen über die Rettungsstellen (RTS) wie auch die selbständige Vorstellung von Patienten nimmt erheblich zu.

Bei steigenden Patientenzahlen ist in der Notfallversorgung mit einer zunehmenden Leistungsverdichtung zu rechnen. Der steigende Anteil multimorbider Patienten mit komplexen Krankheitsbildern erfordert entsprechend komplexe Behandlungsansätze. Gleichzeitig bestehen traditionell oft Limitationen hinsichtlich der personellen Ressourcen und der Räumlichkeiten, weil die aktuelle Ausstattung und Finanzierung überholt ist.

Weiterhin ist nicht bei jedem Patienten, der sich in der Rettungsstelle vorstellt, die Aufnahmeindikation sofort eindeutig. Auch ist nicht immer gleich absehbar, in welcher Fachrichtung ein Patient stationär aufgenommen wird. Dies stellt sich manchmal erst nach mehreren Stunden der Überwachung heraus. Deshalb ist die Einrichtung einer Station (Decision Unit, DCU) wichtig, wo zeitnah akute Diagnostik und Observation erfolgt und die Zuordnung zu der Fachrichtung rationell erfolgen kann bzw. eine Entlassung in die ambulante Weiterbetreuung erfolgt (Kurzleger).

Vor diesem Hintergrund bedeutet das konkret für die Rettungsstelle in Wittenberg, auch in Anbetracht steigender Fallzahlen im Vergleich 2010 zu 2011 sowie räumlicher und personeller Limitierung, dass zur Verbesserung der Versorgungsqualität, der Patientensicherheit sowie zur Effizienzsteigerung eine CDU eingerichtet wird. Hierfür wird der Bereich des Augenarzt-OPs mit zunächst 4 Betten und mindestens 3 Überwachungsmonitoren ausgestattet und organisatorisch in die Rettungsstelle integriert.

Exemplarisch seien folgende Krankheitsbilder genannt, die für die Decision Unit relevant sind und typischerweise als Kurzlieger-DRGs abgerechnet werden können:

1. Vorhofflimmern, Überwachung bis zur Durchführung einer TEE und ECV mit anschießender Entlassung (I 48).

2. Überwachung für 24 Stunden bei Risiko-Patienten mit ACS-Verdacht , Troponin/ EKG zum Ausschluss einer kardialen Ischämie (I20.1).

3. Potentielle sowie tatsächliche Stroke-Patienten können in der RST bei Bettenengpässen oder geringem Lysezeitfenster versorgt werden. (I64.0)

4. Patienten mit hypertensiven Notfall die einer zeitweisen i. v. antihypertensiven Therapie bedürfen und danach weitere Diagnostik erhalten (I10).

5. Patienten mit abdominalen Schmerzen, bei denen zunächst noch unklar ist, welcher Fachrichtung sie zugeordnet werden (Internistisch/Chirurgisch), jedoch nicht ambulant verbleiben können. (R 10.0)

6. Vigilanzgeminderte Patienten durch Intoxikationen, sowie Patienten, die nach kleinen traumatologischen Eingriffen (Reposition) oder anderen Interventionen einer anschließenden Überwachung bedürfen (F10.0, F10.3).

Organisatorisch müssen folgende Voraussetzungen zur erfolgreichen Umsetzung der Decision Unit geschaffen/ gewährleistet werden:

1. Die Ausrichtung erfolgt interdisziplinär unter Leitung der RTS. Es können nach Absprache Betten durch verschiedene Disziplinen belegt werden.

2. Morgens findet eine interdisziplinäre Visite statt. Der Abfluss ins Haus oder die Entlassung erfolgen bis spätestens 9.00 Uhr.

3. In der Zeit zwischen 9.00 und 16.00 werden zunächst Patienten nur in Ausnahmefällen stationär auf der DCU aufgenommen.

4. Die Decision Unit ist kein Isolierbereich oder Wartebereich und kann nicht mit bereits im Haus stationär aufgenommenen Patienten belegt werden.

5. Die Einrichtung einer digitalen Dokumentation (Erste-Hilfe-Scheine), gekoppelt an die Möglichkeit der unkomplizierten Erstellung eines Entlassungsberichts, ist erforderlich.

6. Zunächst sind 4 Betten vorgesehen, davon mindestens 3 Betten mit Monitoring und nach Möglichkeit Einrichtung einer zentralen Monitoranlage.

7. Der Personalbedarf im Pflegebereich erfordert (2-3) zusätzliche VK.

Wittenberg, 14.08.2013

Hilfsfristen

		Ø
108	Alarm bis Ankunft	00:10
84	Ankunft bis Übergabe	00:13
24	Ankunft bis Einsatzende	00:39

Einsätze 192
AÄ 59
FÄ/OÄ 133

Dokumentation

Auswertbar	113	59 %
AÄ	45	76 %
FÄ/OÄ	68	51 %

Nutzung 12-K-EKG

nach FA-Status	30	16 %
AÄ	6	10 %
FÄ/OÄ	24	18 %

Nutzung Lyse 0
Nutzung Telemetrie 0

	NACA IV	NACA V	NACA VI	NACA VII
	16	7	2	1
	13	3	5	4

nach Fachdisziplin	NACA V	NACA VI	NACA VII
	192		
Anä	144	21	15 %
INN	18	7	39 %
CH	29	2	7 %
AllMed	1	0	0 %

Anhang 3
b) I. Quartal 2014 Städtisches Klinikum

Hilfsfristen

		Ø
106	Alarm bis Ankunft	00:09
83	Ankunft bis Übergabe	00:13
23	Ankunft bis Einsatzende	00:40

Einsätze

	214
AÄ	93
FÄ/OÄ	121

Dokumentation

Auswertbar	106	50 %
AÄ	56	60 %
FÄ/OÄ	50	41 %

Nutzung 12-K-EKG

nach FA-Status	51	24 %
AÄ	25	27 %
FÄ/OÄ	26	21 %

Nutzung Lyse

	1
AÄ	0
FÄ/OÄ	1
Klärung	0

Nutzung Telemetrie

	0

	NACA IV	NACA V	NACA VI	NACA VII
	14	5	4	2
	18	2		

nach Fachdisziplin	NACA V	NACA VI	NACA VII
	214		
Anä	160	39	24 %
INN	24	9	38 %
CH	27	3	11 %
AllMed	3	0	0 %

Anhang 3
c) I. Quartal 2014 Leitstelle

Hilfsfristen

		Ø
113	Alarm bis Ankunft	00:08
107	Ankunft bis Übergabe	00:40
6	Ankunft bis Einsatzende	01:05

Einsätze

	119	
AÄ	33	28
FÄ/OÄ	56	47
oNA/HA	29	24
Klärung	1	1

Dokumentation

			NACA IV	NACA V	NACA VI	NACA VII
	113	95 %				
AÄ	33	100 %	7	1		
FÄ/OÄ	51	91 %	9	2		1
oNA/HA	28	97 %				
Klärung	1	100 %				

Nutzung 12-K-EKG

nach FA-Status

	38	32 %
AÄ	8	24 %
FÄ/OÄ	18	32 %
oNA/HA	11	38 %
Klärung	1	100 %

nach Fachdisziplin

	NACA V	NACA VI	NACA VII
	119		
Anä	32	15	47 %
INN	31	7	23 %
CH	13	0	0 %
AllMe	8	4	50 %
Päd	1	1	100 %
k.A.	34	11	32 %

Nutzung Lyse 0

Nutzung Telemetrie 0

Anhang 4 – 1

1. Seit wann sind Sie in der Notfallmedizin bzw. Ihrem jetzigen Beruf tätig und mit welchen Hauptproblemen sehen Sie sich derzeit in Ihrem Berufsfeld am stärksten konfrontiert?

- 1992 – 1999 Innere ITS + Notaufnahme Uni
- seit 1995 Notarzt
- 2000 – 2003 Rettungsstelle der Diakonie Krankenhaus als Oberarzt u. stellv. Chefarzt
- 2003 Leitender Arzt der Zentralen Notaufnahme Halle (Saale)

2. Können Sie mir spontan Gründe nennen, warum der Facharzt für Notfallmedizin unbedingt eingeführt oder aber keinesfalls eingeführt werden sollte?

- Zeitersparnis bei Konsil-Anfragen bei Fachärzten anderer Fachrichtungen
- Selbstständigkeit
- Bereicherung der Medizin

3. Wie schätzen Sie derzeit **Ausbildungsniveau** der Notfallmediziner und **Einsatzrealität** der ärztlichen Versorgung notfallmedizinischer Patienten ein?

- keine derzeitige Niveauverbesserung
- viele als Notarzt eingesetzte Ärzte arbeiten regulär in einer Rettungsstelle oder in einer Zentralen Notaufnahme
- Aufrüstung der Krankenhäuser mit einer Zentralen Notaufnahme
- monatl. Prüfung „Notfallmedizin" in Sachsen-Anhalt ➔ jährl. ca. 60 Ärzte ➔ Erfolgsquote ca. 85%

4. Stellt der EUSEM Curriculum, d.h. die Forderung seitens der DGINA zur Etablierung eines Facharztes für Notfallmedizin, in Ihren Augen eine geeignete oder keine geeignete Option dar, neben der Vermittlung von medizinischem Wissen und manuellen Fertigkeiten, Notfallmedizinern gezielt zusätzliche Kompetenzen zu vermitteln und somit besser zur Entwicklung einer Sicherheitskultur im akutmedizinischen Arbeitsumfeld beizutragen? Bitte nennen Sie mindestens drei Gründe.

- Die Einführung eines Facharztes für Notfallmedizin ist eine geeignete Option zur
- Optimierung des Fachgebietes.
  Verbesserung der Ersteinschätzung → Verbesserung der Erstversorgung
- Beispiel für die Inhalte des Facharztes für Notfallmedizin:

  a) Innere Medizin
  b) Allgemeinchirurgie / Traumatologie
  c) Psychiatrie
  d) Neurologie
  e) Pädiatrie

5. Inwieweit korreliert die Etablierung der Notfallmedizin als eigene Fachdisziplin mit der Reformierung des Abrechnungssystems für ambulante und hospitalisierte Notfallpatienten (eigene EBM / OPS bzw. DRG)?

- Kosten ambulanter Notfallpatienten stehen in keinem Verhältnis zu den erstatteten Kosten
- positiv wäre hier eine Einführung einer zusätzliche Abrechnungsart

6. Welches Konfliktpotential birgt in Ihren Augen die deutsche Rechtsprechung mit Blick auf arzthaftungsrechtliche Fragen?

- Änderungen in der Gesetzgebung notwendig: Rettungsgesetz, Bundesgesetz

7. Wie schätzen Sie die Notwendigkeit von **Verfügbarkeit** und **Nutzung** von 12-Kanal-EKG und prähospitaler Thrombolyse auf Notfalleinsatzfahrzeugen als Voraussetzung für eine leitliniengerechte Diagnostik und Therapie bei Verdachtsdiagnose Myokardinfarkt (AMI / APS / STEMI) am Notfallort ein?

- hohe Notwendigkeit
- sehr wichtig
- zur Früherkennung der AMI/ACS

8. Wie bewerten Sie die Sinnhaftigkeit (Kosten-Nutzen-Aufwand) einer bundesweiten empirischen Status-Quo-Datenerhebung zu den Rahmenbedingungen des deutschen Rettungswesens (Infrastruktur, Ausbildung und Einsatzfrequenz ärztliches und nichtärztliches Personal, Versorgungsqualität etc.) für eine derzeit nicht existierende einheitliche Analyse und somit möglichen Einschätzung der Notwendigkeit zur

Etablierung der Notfallmedizin als eigene Fachdisziplin und die damit verbundene Einführung des Facharztes für Notfallmedizin?

- keine Angaben

9. Möchten Sie die Kurzbefragung um einen oder mehrere Ihnen wichtige Aspekte ergänzen?

- nein

Name bzw. Anonymisierungswunsch:
Dr. Mroawan Amoury

Position / Titel / Fachdisziplin:
Leitender Arzt / Facharzt für Innere Medizin
Arzt für Intensivmedizin und Notfallmedizin Universitätsklinikum Halle (Saale)

Berufserfahrung (Jahre):
24 Jahre

Einsatzort / Tätigkeitsfeld:
Zentrale Notaufnahme

Anhang 4 – 2

1. Seit wann sind Sie in der Notfallmedizin bzw. Ihrem jetzigen Beruf tätig und mit welchen Hauptproblemen sehen Sie sich derzeit in Ihrem Berufsfeld am stärksten konfrontiert?

Seit 1992, in Bezug auf die Notfallmedizin Abforderung der NA-Dienste nicht mehr aus der Klinik sondern zunehmend über Honorarkräfte; Qualifikation der Ausbildung der NÄ schwerer prüfbar; Einfluss auf die Ausbildung damit auch erschwert

2. Können Sie mir spontan Gründe nennen, warum der Facharzt für Notfallmedizin unbedingt eingeführt oder aber keinesfalls eingeführt werden sollte?

Weitere Optimierung der klinischen Notfallversorgung erforderlich, aber es sollten sich die einzelnen Fachdisziplinen die Aufgabe der Notfallversorgung weiter interdisziplinär teilen; ein FA Notfallmedizin kann nur Teilkompetenz in einzelnen Gebieten abbilden, Wissen geht eher in die Breite als in die Tiefe

3. Wie schätzen Sie derzeit **Ausbildungsniveau** der Notfallmediziner und **Einsatzrealität** der ärztlichen Versorgung notfallmedizinischer Patienten ein?

Siehe unter 1) Ausbildungsniveau sehr variabel, damit unterschiedliche Versorgungsqualität

4. Stellt der EUSEM Curriculum, d.h. die Forderung seitens der DGINA zur Etablierung eines Facharztes für Notfallmedizin, in Ihren Augen eine geeignete oder keine geeignete Option dar, neben der Vermittlung von medizinischem Wissen und manuellen Fertigkeiten, Notfallmedizinern gezielt zusätzliche Kompetenzen zu vermitteln und somit besser zur Entwicklung einer Sicherheitskultur im akutmedizinischen Arbeitsumfeld beizutragen? Bitte nennen Sie mindestens drei Gründe.

- Erhöhung Fachkompetenz, gleiches Ausbildungsniveau
- strukturelle Defizite dadurch nicht gelöst
- Verbindung von präklinischer und klinischer Notfallmedizin

5. Inwieweit korreliert die Etablierung der Notfallmedizin als eigene Fachdisziplin mit der Reformierung des Abrechnungssystems für ambulante und hospitalisierte Notfallpatienten (eigene EBM / OPS bzw. DRG)?

Keine Aussage möglich

6. Welches Konfliktpotential birgt in Ihren Augen die deutsche Rechtsprechung mit Blick auf arzthaftungsrechtliche Fragen?

Möglicher Weise kann der Facharztstandard (FA Notfallmedizin) zur Erleichterung in der Rechtsprechung beitragen

7. Wie schätzen Sie die Notwendigkeit von **Verfügbarkeit** und **Nutzung** von 12-Kanal-EKG und prähospitaler Thrombolyse auf Notfalleinsatzfahrzeugen als Voraussetzung für eine leitliniengerechte Diagnostik und Therapie bei Verdachtsdiagnose Myokardinfarkt (AMI / APS / STEMI) am Notfallort ein?

- ein „Muss" auf allen RTWs + NEFs, bei uns bereits umgesetzt (CAVE Leitlinie!)
- Möglichkeit der prähospitalen Lyse muss gegeben sein, da bei „Landrettung" lange Transportwege ins Katheterlabor möglich + deshalb Indikation zur Lyse ggf. häufiger

8. Wie bewerten Sie die Sinnhaftigkeit (Kosten-Nutzen-Aufwand) einer bundesweiten empirischen Status-Quo-Datenerhebung zu den Rahmenbedingungen des deutschen Rettungswesens (Infrastruktur, Ausbildung und Einsatzfrequenz ärztliches und nichtärztliches Personal, Versorgungsqualität etc.) für eine derzeit nicht existierende einheitliche Analyse und somit möglichen Einschätzung der Notwendigkeit zur Etablierung der Notfallmedizin als eigene Fachdisziplin und die damit verbundene Einführung des Facharztes für Notfallmedizin?

- Datenerhebung dringend nötig
- Rückschlüsse über Versorgungsqualitäten mögl., Anpassung von Standards

9. Möchten Sie die Kurzbefragung um einen oder mehrere Ihnen wichtige Aspekte ergänzen?

nein

Name bzw. Anonymisierungswunsch:

Katrin Baier

Position / Titel / Fachdisziplin:

Oberärztin Anästhesiologie und Intensivmedizin AMEOS Klinikum Haldensleben

Ärztliche Leiterin des Rettungsdienstes Landkreis Börde

Berufserfahrung (Jahre):

22 Jahre

Einsatzort / Tätigkeitsfeld:

OP / Intensivstation / Notfallambulanz / Rettungsdienst

Anhang 4 – 3

1. Seit wann sind Sie in der Notfallmedizin bzw. Ihrem jetzigen Beruf tätig und mit welchen Hauptproblemen sehen Sie sich derzeit in Ihrem Berufsfeld am stärksten konfrontiert?

Seit 2001
Hauptproblemfelder: Access block
                           Personelle Unterversorgung
                           Fehlender Facharzt „Notfallmedizin"

2. Können Sie mir spontan Gründe nennen, warum der Facharzt für Notfallmedizin unbedingt eingeführt oder aber keinesfalls eingeführt werden sollte?

Er muss eingeführt werden, weil:

Die Sektor übergreifende Versorgung nur interdisziplinär und nicht selektiv im Fachabteilungsbezug gestaltet werden kann
Die Notaufnahme eine u m f a s s e n d e Kompetenz auch in der Ausbildung bieten kann
Im ländlichen Bereich bereits jetzt, zukünftig auch in den Ballungszentren die ZNA einen Großteil der KV-Aufgaben übernimmt
Die Notfallmedizin, genau so wie die Allgemeinmedizin ein eigenständiges Berufsbild darstellt

3. Wie schätzen Sie derzeit **Ausbildungsniveau** der Notfallmediziner und **Einsatzrealität** der ärztlichen Versorgung notfallmedizinischer Patienten ein?

Das Ausbildungsniveau ist stark abhängig von der Motivation Einzelner, sich interdisziplinär zu engagieren.
Die Einsatzrealität ist ebenso von diesem Faktor direkt abhängig.

4. Stellt der EUSEM Curriculum, d.h. die Forderung seitens der DGINA zur Etablierung eines Facharztes für Notfallmedizin, in Ihren Augen eine geeignete oder keine geeignete Option dar, neben der Vermittlung von medizinischem Wissen und manuellen Fertigkeiten, Notfallmedizinern gezielt zusätzliche Kompetenzen zu vermitteln und somit besser zur Entwicklung einer Sicherheitskultur im akutmedizinischen Arbeitsumfeld beizutragen? Bitte nennen Sie mindestens drei Gründe.

Zusätzliche Kompetenzen auf dem Gebiet: Gesundheitsökonomie, Qualitätsmanagement, Projektmanagement sinnvoll

Sinnlos im Bereich Führung und Organisation; entweder man kann führen, oder man kann es nicht!

5. Inwieweit korreliert die Etablierung der Notfallmedizin als eigene Fachdisziplin mit der Reformierung des Abrechnungssystems für ambulante und hospitalisierte Notfallpatienten (eigene EBM / OPS bzw. DRG)?

Bislang überhaupt nicht! Die Notfallmedizin ist aktuell der gebilligte und gewünschte KV-Ersatz einerseits, andererseits ist die Berücksichtigung im stat. DRG-System (Empfehlung: 50,--€/DRG für die ZNA) lächerlich

6. Welches Konfliktpotential birgt in Ihren Augen die deutsche Rechtsprechung mit Blick auf arzthaftungsrechtliche Fragen?

Ein lebenslanges Risiko, welchem sich ein leitender Arzt arbeitstäglich stellen muss!

7. Wie schätzen Sie die Notwendigkeit von **Verfügbarkeit** und **Nutzung** von 12-Kanal-EKG und prähospitaler Thrombolyse auf Notfalleinsatzfahrzeugen als Voraussetzung für eine leitliniengerechte Diagnostik und Therapie bei Verdachtsdiagnose Myokardinfarkt (AMI/ APS / STEMI) am Notfallort ein?

Überlebenswichtig für Patienten im ländlichen Bereich zur Optimierung der Überlebenschancen

8. Wie bewerten Sie die Sinnhaftigkeit(Kosten-Nutzen-Aufwand) einer bundesweiten empirischen Status-Quo-Datenerhebung zu den Rahmenbedingungen des deutschen Rettungswesens (Infrastruktur, Ausbildung und Einsatzfrequenz ärztliches und nichtärztliches Personal, Versorgungsqualität etc.) für eine derzeit nicht existierende einheitliche Analyse und somit möglichen Einschätzung der Notwendigkeit zur Etablierung der Notfallmedizin als eigene Fachdisziplin und die damit verbundene Einführung des Facharztes für Notfallmedizin?

Eine reine Datenerhebung ist immer sinnlos. Die Daten müssen valide, schusssicher und exzellent ausgewertet sein, um hieraus Forderungen stellen zu können.

9. Möchten Sie die Kurzbefragung um einen oder mehrere Ihnen wichtige Aspekte ergänzen?

nein

Name bzw. Anonymisierungswunsch:
Dr. med. Markus G. Eichler MHA

Position / Titel / Fachdisziplin:
Facharzt für Chirurgie/Proktologie
Notfallmedizin
Ärztliches Qualitätsmanagement
Master of Science in Health Administration
EU Civil Protection Mechanism Expert
Ärztlicher Leiter Zentrale Interdisziplinäre Notaufnahme
St. Marienhospital Vechta

Berufserfahrung (Jahre):
20 Jahre

Einsatzort / Tätigkeitsfeld:
ZNA, Notarztdienst, Leitender Notarzt, EUCPM, Dozent im Notarztwesen

Anhang 4 – 4

1. Seit wann sind Sie in der Notfallmedizin bzw. Ihrem jetzigen Beruf tätig und mit welchen Hauptproblemen sehen Sie sich derzeit in Ihrem Berufsfeld am stärksten konfrontiert?

16 Jahre Notfallmedizin, 19 Jahre im Beruf tätig.
Notärzte über „Börsen" der KV eingesetzt, Ø Zugriff als ÄLRD
Fehlende Methodenkompetenz! Qualität? Ø Daten dazu

2. Können Sie mir spontan Gründe nennen, warum der Facharzt für Notfallmedizin unbedingt eingeführt oder aber keinesfalls eingeführt werden sollte?

Kontra → jetzt schon Ärztemangel, zu wenig Interessenten, Erhalt der Methodenkompetenz wenn nur NA? Schwierig, wo angebunden
Pro → Qualitätssteigerung!

3. Wie schätzen Sie derzeit Ausbildungsniveau der Notfallmediziner und Einsatzrealität der ärztlichen Versorgung notfallmedizinischer Patienten ein?
Ø valide Daten
Viele Patienten schlecht bis gar nicht therapiert durch NÄ bsd. Polytrauma, AMI, ICB!
Fehlende Methodenkompetenz wenn viele Jahre aus der Klinik heraus

4. Stellt der EUSEM Curriculum, d.h. die Forderung seitens der DGINA zur Etablierung eines Facharztes für Notfallmedizin, in Ihren Augen eine geeignete oder keine geeignete Option dar, neben der Vermittlung von medizinischem Wissen und manuellen Fertigkeiten, Notfallmedizinern gezielt zusätzliche Kompetenzen zu vermitteln und somit besser zur Entwicklung einer Sicherheitskultur im akutmedizinischen Arbeitsumfeld beizutragen? Bitte nennen Sie mindestens drei Gründe.

Möglicherweise dient dies zur Qualitätssicherung
24 nationale europäische Gesellschaften → unterschiedliche Anforderungen? Bisherige Standards unterschiedlich!

Definition Aufgabengebiet!
Trainingsprogramm! Dann Anerkennung weltweit!

5. Inwieweit korreliert die Etablierung der Notfallmedizin als eigene Fachdisziplin mit der Reformierung des Abrechnungssystems für ambulante und hospitalisierte Notfallpatienten (eigene EBM / OPS bzw. DRG)?

FA für Notfallmedizin könnte dann ähnlich wie im System der DDR (DHD/SMH) sämtliche Einsätze KV Arzt- NA übernehmen?

6. Welches Konfliktpotential birgt in Ihren Augen die deutsche Rechtsprechung mit Blick auf arzthaftungsrechtliche Fragen?

Mehrere Behandlungsfehler zusammen → grober Behandlungsfehler, der zur Beweislastumkehr führt? der zum nichtaufklärbaren Ursachenverlauf führt
Beweislastumkehr bei groben Behandlungsfehlern wie vermeiden? Wie dokumentieren?

7. Wie schätzen Sie die Notwendigkeit von Verfügbarkeit und Nutzung von 12-Kanal-EKG und prähospitaler Thrombolyse auf Notfalleinsatzfahrzeugen als Voraussetzung für eine leitliniengerechte Diagnostik und Therapie bei Verdachtsdiagnose Myokardinfarkt (AMI / APS / STEMI) am Notfallort ein?

12-Kanal-EKG als Standard!
Thrombolyse in der Fläche sicher nützlich, in Ballungszentren mit großer Dichte an Kathetermessplätzen und Telemetrie Ø Nutzen

8. Wie bewerten Sie die Sinnhaftigkeit (Kosten-Nutzen-Aufwand) einer bundesweiten empirischen Status-Quo-Datenerhebung zu den Rahmenbedingungen des deutschen Rettungswesens (Infrastruktur, Ausbildung und Einsatzfrequenz ärztliches und nichtärztliches Personal, Versorgungsqualität etc.) für eine derzeit nicht existierende einheitliche Analyse und somit möglichen Einschätzung der Notwendigkeit zur Etablierung der Notfallmedizin als eigene Fachdisziplin und die damit verbundene Einführung des Facharztes für Notfallmedizin?

Extrem wichtig endlich valide Daten erheben, um ein Aussage über Qualität im RD auszuwerten, und dies einheitlich; digitale Daten einheitliche Systeme / Daten / Auswertung und somit Vergleich ähnlich KIS

9. Möchten Sie die Kurzbefragung um einen oder mehrere Ihnen wichtige Aspekte ergänzen?

nein

Name bzw. Anonymisierungswunsch:
Dr. Christian Iser

Position / Titel / Fachdisziplin:
Ärztlicher Leiter Rettungsdienst (ÄLRD)
Oberarzt ITS Klinikum Magdeburg gGmbH
Klinik für Anästhesiologie und Intensivtherapie

Berufserfahrung (Jahre):
16 Jahre Notfallmedizin, 19 Jahre im Beruf

Einsatzort / Tätigkeitsfeld:
Zentrale Notaufnahme

1. Seit wann sind Sie in der Notfallmedizin bzw. Ihrem jetzigen Beruf tätig und mit welchen Hauptproblemen sehen Sie sich derzeit in Ihrem Berufsfeld am stärksten konfrontiert?

Arzt seit 2001, Notarzttätigkeit seit 2006. Problem im Notarztdienst: ungenaue Indikationsstellung für Notarzt, zunehmende Kompensation ambulanter Versorgungslücken, Übernahme von KV-Arzt-Aufgaben

In Krankenhäusern / Notaufnahmen: mangelhaftes bzw. rückläufiges interdisziplinäres Denken und Handeln von Ärzten, insbesondere in Kliniken mit breiter Vorhaltung von Fachrichtungen. Daraus resultierende fehlende Neutralität mit Verzögerung von Abläufen durch Konsilwesen (Beschränkung auf eigene, z.T. sehr spezielle Fachlichkeit), hierdurch Ausweitung von Diagnostik mit Zunahme des Zeit- und Kostenaufwands.

2. Können Sie mir spontan Gründe nennen, warum der Facharzt für Notfallmedizin unbedingt eingeführt oder aber keinesfalls eingeführt werden sollte?

Weder unbedingt noch keinesfalls. Ich sehe jedoch durchaus einen Sinn in der Ausbildung zu einem Notfallmediziner mit fachübergreifenden Kenntnissen. Unvermeidlich bleibt hierbei aber die Begrenzung der Tiefe des Fachwissens. Es gibt keinen Spezialisten für alles. Ein solcher Facharzt stellt aber gerade in großen Kliniken eine wertvolle Ergänzung, insbesondere in Notaufnahmen (und hier in der Leitungsfunktion) dar. Ob sich hieraus eine Perspektive für eine Tätigkeit außerhalb der Klinik (spätere Niederlassung) ergibt, ist derzeit unklar.

3. Wie schätzen Sie derzeit Ausbildungsniveau der Notfallmediziner und Einsatzrealität der ärztlichen Versorgung notfallmedizinischer Patienten ein?

Ausbildungsniveau sehr heterogen. Regional starke Unterschiede! Gute / sehr gute Qualität bei Stellung der Ärzte durch Kliniken. Teilweise katastrophales Niveau im Bereich der freiberuflich tätigen Notärzte. Hier z.T. keine klinische Tätigkeit, mutmaßlich Erfolglosigkeit im klinischen Sektor. Häufig fehlende Fachkompetenz mit inadäquater und auch falscher Behandlung. Flucht in tlw. Lukrative Freiberuflichkeit. Fehlende fachliche Kontrolle. Fragliche Fort- und Weiterbildungen. In der Einsatzrealität muss der Pat. auf die Kompetenz des Arztes vertrauen. Trotz 80-Std.-Kurs „Notfallmedizin" besteht kein einheitlich zugesichertes fachliches Niveau.

4. Stellt der EUSEM Curriculum, d.h. die Forderung seitens der DGINA zur Etablierung eines Facharztes für Notfallmedizin, in Ihren Augen eine geeignete oder keine geeignete Option dar, neben der Vermittlung von medizinischem Wissen und manuellen Fertigkeiten, Notfallmedizinern gezielt zusätzliche Kompetenzen zu vermitteln und somit besser zur Entwicklung einer Sicherheitskultur im akutmedizinischen Arbeitsumfeld beizutragen? Bitte nennen Sie mindestens drei Gründe.

Eine breitere Ausbildung zum Notfallmediziner würde in jedem Fall die Sicherheit und Behandlungsqualität im Bereich der Akutmedizin darstellen.
Notfallmedizin ist keine „Nebentätigkeit" für jeden Arzt und jede Fachrichtung. Derzeitige Anforderungen setzen breite Kenntnisse und praktische Fertigkeiten voraus.
Etablierung interdisziplinärer Kenntnisse und entsprechender manueller Fertigkeiten im Akutversorgungsbereich (Sicherung Atemwege inkl. Alternativen, Beatmung, Anästhesie/ Narkose, Thorasdrainagen, Reanimation, umfassende Kenntnisse zu den etablierten Notfallmedikamenten und Therapieansätzen/ -alternativen).
Verbesserung der Kenntnisse im rechtlichen Bereich.

5. Inwieweit korreliert die Etablierung der Notfallmedizin als eigene Fachdisziplin mit der Reformierung des Abrechnungssystems für ambulante und hospitalisierte Notfallpatienten (eigene EBM / OPS bzw. DRG)?

Eine Korrelation ist für mich persönlich aktuell nicht klar abzuleiten. Es kann vermutet werden, dass entsprechende Fachlichkeiten, eingesetzt in Notaufnahmen, eine Erlösoptimierung für die Kliniken bzw. Kostenersparnis für die Kostenträger erwirken könnte.

6. Welches Konfliktpotential birgt in Ihren Augen die deutsche Rechtsprechung mit Blick auf arzthaftungsrechtliche Fragen?

Die heutige Spezialisierung ergibt zwangsläufig auch Grenzen der Fachlichkeit, welche ggf. rechtlich relevant sind. Daher sind die Grenzen der Behandlungskompetenz sicher strittig. Derzeitige Zahlen von mutmaßlichen Fehlbehandlungen pro Jahr sind zu berücksichtigen, obwohl größtenteils von Fachärzten behandelt. Eine rechtliche Grauzone darf sich aus dem Facharzt für Notfallmedizin nicht ergeben. Sowohl Patient als auch Arzt brauchen ausreichend rechtlich sichere Rahmenbedingungen.

7. Wie schätzen Sie die Notwendigkeit von Verfügbarkeit und Nutzung von 12-Kanal-EKG und prähospitaler Thrombolyse auf Notfalleinsatzfahrzeugen als Voraussetzung für eine leitliniengerechte Diagnostik und Therapie bei Verdachtsdiagnose Myokardinfarkt (AMI / APS / STEMI) am Notfallort ein?

12-Kanal-EKG ist unbedingte Voraussetzung und gehört zur Mindestanforderung der präklinischen Notfallmedizin.
Eine Möglichkeit der prähospitalen Thrombolyse sollte gegeben sein. Insbesondere in weitläufigen Regionen mit langen Transportwegen in geeignete Zentren kann diese Therapieoption entscheidend sein. Auch wenn in Leitlinien zur Reanimation in den Hintergrund getreten, sollte eine ultima-ratio Therapie verfügbar sein.

8. Wie bewerten Sie die Sinnhaftigkeit (Kosten-Nutzen-Aufwand) einer bundesweiten empirischen Status-Quo-Datenerhebung zu den Rahmenbedingungen des deutschen Rettungswesens (Infrastruktur, Ausbildung und Einsatzfrequenz ärztliches und nicht-ärztliches Personal, Versorgungsqualität etc.) für eine derzeit nicht existierende einheitliche Analyse und somit möglichen Einschätzung der Notwendigkeit zur Etablierung der Notfallmedizin als eigene Fachdisziplin und die damit verbundene Einführung des Facharztes für Notfallmedizin?

Datenerhebungen in o.g. Form sollten generell erfolgen, um die Notwendigkeiten und Kosten des Rettungsdienstes in Deutschland abzubilden. Bisher bestehen z.T. sehr länderspezifische Unterschiede. Eine Gesamtbeurteilung der Bundesrepublik halte ich in jedem Fall für notwendig. Ob sich hieraus eine Einschätzung der Notwendigkeit für die Etablierung des FA für Notfallmedizin ergibt, ist meinem Erachten nach schwer vorauszusagen. Die Frage wäre: wie lässt sich die Verbesserung der Qualität notfallmedizinischer Versorgung und Behandlungssicherheit messen und darüber hinaus auch finanziell abbilden? Was sind die Qualitätskriterien und Kennzahlen hierfür? Mögliche Einflüsse auf Dauer von Hospitalisationen oder Beurteilung der Outcomes mit Einfluss auf Folgekosten wären Themen für zahlreiche Studien.

9. Möchten Sie die Kurzbefragung um einen oder mehrere Ihnen wichtige Aspekte ergänzen?

Name bzw. Anonymisierungswunsch:

Dr. Alexander Jahn

Position / Titel / Fachdisziplin:

Leitender Oberarzt, Facharzt für Innere Medizin, Notarzt

Klinikum Magdeburg gGmbH

Berufserfahrung (Jahre):

13 Jahre

Einsatzort / Tätigkeitsfeld:

Notaufnahme, präklinische Notfallmedizin

1. Seit wann sind Sie in der Notfallmedizin bzw. Ihrem jetzigen Beruf tätig und mit welchen Hauptproblemen sehen Sie sich derzeit in Ihrem Berufsfeld am stärksten konfrontiert?

Tätig in der Medizin allgemein seit 2005, seit 2009 fokussiert auf ZNA.
Hauptproblem: Unzureichend qualifiziertes Personal in den ZNAs, von FA-Standard der Gesellschaften kann keine Rede sein, Patienten werden von unerfahrenen Assistenzärzten gesehen. Niemand fokussiert auf das Leitsymptom, jede Fachdisziplin sieht nur ihr „Ding": Kardiologen STEMIs, Unfallchirurgen Polytraumata. Mehr als 90% der Patienten fallen aber in keine dieser Definitionen werden entsprechend kaum wahrgenommen. Etablierte Fachgesellschaften folgen primär ihren Eigeninteressen, diese sind im Wesentlichen Beibehaltung des Status quo.

2. Können Sie mir spontan Gründe nennen, warum der Facharzt für Notfallmedizin unbedingt eingeführt oder aber keinesfalls eingeführt werden sollte?

Ein FA Notfallmedizin qualifiziert junge Kollegen für ihre Arbeit in der ZNA. Er lehrt Patienten als Ganzes zu sehen und ihnen so zu begegnen wie sie sich in der ZNA vorstellen nämlich als Leitsymptom und nicht mit einem festgeschriebenen Krankheitsbild. Zahlreiche Kollegen haben Interesse an diesem Fachgebiet. Sie möchten besser qualifiziert die gegenwärtige Situation verbessern. Zeit diese Kollegen gut auszubilden und ihnen eine Perspektive zu bieten.

3. Wie schätzen Sie derzeit **Ausbildungsniveau** der Notfallmediziner und **Einsatzrealität** der ärztlichen Versorgung notfallmedizinischer Patienten ein?

Präklinik: Sehr inhomogenes Ausbildungsniveau. Zahlreiche fachlich versierte Kollegen, aber sicher kein einheitlicher Ausbildungsstand.
Klinik: Eine eher traurige Realität. In zahlreichen kleinen Häusern kann man froh sein wenn der Nachtdienstarzt der Notaufnahme deutschsprachig ist. Jedoch auch mehr Häuser mit eigenen chefgeführten Notaufnahme und besseren Organisationsstrukturen. Das Ausbildungsniveau dort ist besser aber ebenfalls noch ausbaufähig.

4. Stellt der EUSEM Curriculum, d.h. die Forderung seitens der DGINA zur Etablierung eines Facharztes für Notfallmedizin, in Ihren Augen eine geeignete oder keine geeignete Option dar, neben der Vermittlung von medizinischem Wissen und manuellen Fertigkeiten, Notfallmedizinern gezielt zusätzliche Kompetenzen zu vermitteln und somit besser zur Entwicklung einer Sicherheitskultur im akutmedizinischen Arbeitsumfeld beizutragen? Bitte nennen Sie mindestens drei Gründe.

Eindeutig ja. Der EuSEM Katalog umfasst das gesamte Spektrum der Klinischen Notfallmedizin. Passend gelehrt wird er die Versorgungsqualität nachhaltig bessern. Persönlich bezweifele ich die Umsetzbarkeit innerhalb von drei Jahren, so dass ich persönlich eine volle FA-WB Zeit von 5 Jahren favorisiere.
Notfallmediziner müssen losgelöst von Fachdisziplinen symptomorientiert ausgebildet werden, genauso wie die Versorgungsrealität ist. Am Anfang einer professionalisierten WB muss eine Definition des Zielstatus erfüllen. Ob später weitere Anpassungen notwendig werden können ist davon unbenommen. Möchte man eine klinische Karriereoption definieren ist eine Definition des Lerninhaltes unerlässlich.

5. Inwieweit korreliert die Etablierung der Notfallmedizin als eigene Fachdisziplin mit der Reformierung des Abrechnungssystems für ambulante und hospitalisierte Notfallpatienten (eigene EBM / OPS bzw. DRG)?

Die Frage bevorzugt an Herrn Schöpke ;-)

6. Welches Konfliktpotential birgt in Ihren Augen die deutsche Rechtsprechung mit Blick auf arzthaftungsrechtliche Fragen?

In der gegenwärtigen Situation gibt es sowohl rechtliche Unsicherheiten bezüglich des FA-Status bei Migration von Notfallmedizinern aus anderen und von Deutschland in andere Länder. Eine grenzüberschreitende Migration ist so nur eingeschränkt möglich. Die inhaltlich-rechtliche Gleichstellung eines innereuropäisch ausländischen FA für Notfallmedizin bei seiner Arbeit in D ist meiner Ansicht nach mehr als unklar.

7. Wie schätzen Sie die Notwendigkeit von **Verfügbarkeit** und **Nutzung** von 12-Kanal-EKG und prähospitaler Thrombolyse auf Notfalleinsatzfahrzeugen als Voraussetzung für eine leitliniengerechte Diagnostik und Therapie bei Verdachtsdiagnose Myokardinfarkt (AMI / APS / STEMI) am Notfallort ein?

Offensichtlich notwendig. 12-Kanal EKG ist aus gutem Grund in D Standard in der Präklinik. Die Lysetherapie ist dank der „Koronarangiophilie" und der daraus resultierenden Katheterlaborschwemme in D kein großes Thema. Sie ist gut begründet nach Koro und PTCA nur die zweitbeste Alternative, sollte m.E. nach jedoch v.a. im ländlichen Bereich verfügbar sein.

8. Wie bewerten Sie die Sinnhaftigkeit (Kosten-Nutzen-Aufwand) einer bundesweiten empirischen Status-Quo-Datenerhebung zu den Rahmenbedingungen des deutschen Rettungswesens (Infrastruktur, Ausbildung und Einsatzfrequenz ärztliches und nichtärztliches Personal, Versorgungsqualität etc.) für eine derzeit nicht existierende einheitliche Analyse und somit möglichen Einschätzung der Notwendigkeit zur Etablierung der Notfallmedizin als eigene Fachdisziplin und die damit verbundene Einführung des Facharztes für Notfallmedizin?

Aus dem hochinteressanten und von Ihnen sicher bereits registrierten Buch von C. Niehues zur Notfallversorgung geht eindeutig hervor in welchen Bereichen der Notfallversorgung mit dem geringsten finanziellen Aufwand noch die besten situativen Verbesserungen erzielt werden können. Um eine Minute reduzierte präklinische Hilfsfristen gehören wohl eher nicht dazu. Persönlich denke ich dass klinische Interventionen hier im Sinne eines Kosten-Nutzen Aufwandes besser abschneiden dürften. Z.B. die Verbesserung der Versorgungsqualität in Berlin während der Einführung der Zusatzweiterbildung zu begleiten könnte ein interessantes Projekt sein...

9. Möchten Sie die Kurzbefragung um einen oder mehrere Ihnen wichtige Aspekte ergänzen?

Im inner- und außereuropäischen Ausland ist ein klarer Trend zu einer professionalisierten Notfallmedizin zu registrieren der in immer weiter ansteigender Länderzahl mit FA-Ausbildung sichtbar wird. Mir ist kein Land bekannt welches diesen Schritt wieder umgekehrt hat. Nicht immer ist richtig was die Masse macht, aber wenn nahezu alle trotz nicht wegzudiskutierenden verbleibenden und zum Teil gesundheitssystemimmanenten Problemen zielsicher einen Weg weiterbestreitet ist die Wahrscheinlichkeit falsch zu liegen doch recht gering. Leider ist dieses Spannungsfeld voll von Partikularinteressen und (noch) sind die Machtverhältnisse ungünstig im konservativen Feld der Medizin. Aber eine Idee deren Zeit gekommen ist lässt sich nicht ewig unterdrücken...

Name bzw. Anonymisierungswunsch:

Dr. L. Lomberg

Position / Titel / Fachdisziplin:

Facharzt Innere Medizin,

ZNA AK Hamburg-Altona

Berufserfahrung (Jahre):

8

Einsatzort / Tätigkeitsfeld:

Interdisziplinäre Notaufnahme, Rettungsdienst

Anhang 4 – 7

1. Seit wann sind Sie in der Notfallmedizin bzw. Ihrem jetzigen Beruf tätig und mit welchen Hauptproblemen sehen Sie sich derzeit in Ihrem Berufsfeld am stärksten konfrontiert?

Notaufnahme: 7 Jahre
Tätigkeit als Ärztin: 20 Jahre

Hauptprobleme:
1. zeitweise hohes Patientenaufkommen
2. Wartezeiten für dringliche diagn. Maßnahmen
3. geringe Bettenkapazität im Krankenhaus

2. Können Sie mir spontan Gründe nennen, warum der Facharzt für Notfallmedizin unbedingt eingeführt oder aber keinesfalls eingeführt werden sollte?

Pro: Qualifiziere prähosp. Diagnostik/ Therapie; korrekte Diagnostik würde Fehlfahrten vermeiden und kostbare Zeit sparen (z.B. Hirnblutung im KH mit Neurochirurgie)
Contra: interdisziplinäre Besetzung des Notarztdienstes kosteneffektiver

3. Wie schätzen Sie derzeit Ausbildungsniveau der Notfallmediziner und Einsatzrealität der ärztlichen Versorgung notfallmedizinischer Patienten ein?

Insgesamt gut, aber deren zielgerichteter effektiver Einsatz durch unzureichende Filterfunktion der Leitstelle z.T. unzureichend

4. Stellt der EUSEM Curriculum, d.h. die Forderung seitens der DGINA zur Etablierung eines Facharztes für Notfallmedizin, in Ihren Augen eine geeignete oder keine geeignete Option dar, neben der Vermittlung von medizinischem Wissen und manuellen Fertigkeiten, Notfallmedizinern gezielt zusätzliche Kompetenzen zu vermitteln und somit besser zur Entwicklung einer Sicherheitskultur im akutmedizinischen Arbeitsumfeld beizutragen? Bitte nennen Sie mindestens drei Gründe.

Geeignete Optionen:
1. verbesserte Einschätzung der Akutsituation
2. frühzeitiger Therapiebeginn
3. geeignete Auswahl des Krankenhauses

5. Inwieweit korreliert die Etablierung der Notfallmedizin als eigene Fachdisziplin mit der Reformierung des Abrechnungssystems für ambulante und hospitalisierte Notfallpatienten (eigene EBM / OPS bzw. DRG)?

Mir nicht bekannt

6. Welches Konfliktpotential birgt in Ihren Augen die deutsche Rechtsprechung mit Blick auf arzthaftungsrechtliche Fragen?

Bei Einsatz von nicht ausreichend qualifiziertem Personal als Notarzt sind sicherlich gelegentliche Fehleinschätzungen mit folgender Klage durch die Patienten bzw. Angerhörigen vorprogrammiert.

7. Wie schätzen Sie die Notwendigkeit von Verfügbarkeit und Nutzung von 12-Kanal-EKG und prähospitaler Thrombolyse auf Notfalleinsatzfahrzeugen als Voraussetzung für eine leitliniengerechte Diagnostik und Therapie bei Verdachtsdiagnose Myokardinfarkt (AMI / APS / STEMI) am Notfallort ein?

12-Kanal-EKG ist essentiell, wobei bei kurzen Transportzeiten sicher in den meisten Fällen eher eine Akut-PTCA ggf. mit Stent-Einlage in Erwägung zu ziehen ist.

8. Wie bewerten Sie die Sinnhaftigkeit (Kosten-Nutzen-Aufwand) einer bundesweiten empirischen Status-Quo-Datenerhebung zu den Rahmenbedingungen des deutschen Rettungswesens (Infrastruktur, Ausbildung und Einsatzfrequenz ärztliches und nicht-ärztliches Personal, Versorgungsqualität etc.) für eine derzeit nicht existierende einheitliche Analyse und somit möglichen Einschätzung der Notwendigkeit zur Etablierung der Notfallmedizin als eigene Fachdisziplin und die damit verbundene Einführung des Facharztes für Notfallmedizin?

Dieses ist absolut essentiell, um die Notwendigkeit der Einführung des FA f. Notfallmedizin beurteilen zu können.

9. Möchten Sie die Kurzbefragung um einen oder mehrere Ihnen wichtige Aspekte ergänzen?

Name bzw. Anonymisierungswunsch:

Dr. Barbara Pfeiffer

Position / Titel / Fachdisziplin:

Oberärztin Rettungsstelle, FÄ f. Innere Medizin und Gastroenterologin

Pfeiffersche Stiftungen Magdeburg

Berufserfahrung (Jahre):

s. 1

Einsatzort / Tätigkeitsfeld:

s. 1

1. Seit wann sind Sie in der Notfallmedizin bzw. Ihrem jetzigen Beruf tätig und mit welchen Hauptproblemen sehen Sie sich derzeit in Ihrem Berufsfeld am stärksten konfrontiert?

Rettungsdienst als Rettungssanitäter: seit 1993, seit 2004 als Arzt

Probleme:

1) Ärzte: a) viele junge Ärzte wollen in ZNAs arbeiten, empfinden die Arbeit als sinnvoll, sinnstiftend, motivierend, jedoch können wir wegen der Weiterbildungsordnungen keinen Assistenzarzt länger als 12 Monate bei uns behalten. B) wir benötigen dringend Notärzte und viele junge Kollegen wollen Notarzt werden, jedoch sind sie zu kurz bei uns, als dass eine gute Ausbildung gelingen kann. C) Kaum ein Facharzt der etablierten Abteilungen ist in der Lage, auch nur die Notfälle seines Faches auf dem aktuellen Stand der Wissenschaft zu behandeln.

2) Rettungsdienst: a) Personal: große Unsicherheit durch Notfallsanitätergesetz und Unklarheit über die Umsetzung. B) permanente Angst um den eigenen Arbeitsplatz wegen der Drohung mit Ausschreibungen. C) enorme Fluktuation beim größten Leistungserbringer (DRK) aufgrund der Hungerlöhne (z.T. unter 7,- Euro brutto für Lehr-Rettungsassistenten in Wechselschicht) und damit verbundener Ausfall von Rettungsmitteln (KTW-Schichten unbesetzt).

2. Können Sie mir spontan Gründe nennen, warum der Facharzt für Notfallmedizin unbedingt eingeführt oder aber keinesfalls eingeführt werden sollte?

Unbedingt ja: Dringend notwendige Verbesserung der Qualifikation der dauerhaft in der ZNA tätigen Ärzte, unbedingt eine Verbesserung der Qualität der notärztlichen Versorgung (NAW ist nicht ITS, hat längst eigene Techniken!), dringend eine Möglichkeit, junge Ärzte anzuleiten, besser (i.e. vorallem länger) weiterbilden zu können, eine Perspektive aufzuzeigen und somit zu einer Professionalisierung zu kommen. Eine Notwendigkeit, die medizinische Versorgung zu verbessern, stellt niemand mehr ernsthaft in Abrede, zumal die lediglich Chirurgen und Unfallchirurgen eine verbindliche Weiterbildungszeit in der Notaufnahme absolvieren müssen, alle anderen Fächer (z.B. Innere, Neurologie, Urologie, ...) schreiben keine notfallmedizinische Weiterbildung vor.

3. Wie schätzen Sie derzeit **Ausbildungsniveau** der Notfallmediziner und **Einsatzrealität** der ärztlichen Versorgung notfallmedizinischer Patienten ein?

Das Ausbildungsniveau der Ärzte im Rettungsdienst ist äußerst heterogen, der größte Teil der Notärzte rangiert sicherlich, wie eine große landesweite Umfrage der Uni Greifswald zeigte, was die Kenntnisse von Leitlinien (ACLS, ITLS/PHTLS, PALS), im Bereich „mäßig".

Der Ausbildungsstand von in der ZNA eingesetzten Ärzten ist zumeist äußerst schlecht: die chirurgischen Fächer, wie auch mehr und mehr die Internisten, entsenden ihre Berufsanfänger in die Notaufnahmen. Da es keine verbindlichen Einstiegskriterien und häufig wenig strukturierte Weiterbildung gibt, kommt es immer wieder zu schweren (beinahe) Zwischenfällen in allen mir bekannten Kliniken.

4. Stellt der EUSEM Curriculum, d.h. die Forderung seitens der DGINA zur Etablierung eines Facharztes für Notfallmedizin, in Ihren Augen eine geeignete oder keine geeignete Option dar, neben der Vermittlung von medizinischem Wissen und manuellen Fertigkeiten, Notfallmedizinern gezielt zusätzliche Kompetenzen zu vermitteln und somit besser zur Entwicklung einer Sicherheitskultur im akutmedizinischen Arbeitsumfeld beizutragen? Bitte nennen Sie mindestens drei Gründe.

Ja!

1) Etablierung notfallmedizinischer Denkstrukturen (häufiges und gefährliches ausschließen bzw. behandeln)

2) Eine fachärztliche Führung setzt Standarts in der Versorgung, vermittelt diese an alle Teammitglieder und steigert somit nicht nur die Qualität in der Versorgung der unmittelbar von ihm selbst behandelten Patienten.

3) Ein professionelles Management der Notaufnahme wird (neben den Effekten wie Verhinderung des Crowding und Verkürzung von Warte- und Behandlungszeit, was per se auch für nicht unmittelbar vital bedrohte Patienten zu einer Absenkung der Krankenhausmortalität führt) Arbeitsbedingungen schaffen, die eine geringe Personalfluktuation und eine höhere Teamkonstanz ermöglichen und damit mehr Sicherheit in kritischen Situationen durch ein eingespieltes Team ermöglichen.

5. Inwieweit korreliert die Etablierung der Notfallmedizin als eigene Fachdisziplin mit der Reformierung des Abrechnungssystems für ambulante und hospitalisierte Notfallpatienten (eigene EBM / OPS bzw. DRG)?

Im Moment machen die deutschen Krankenhäuser ca. 1Mrd. Euro Verlust alleine mit der ambulanten Notfallversorgung, somit wird an den „Kostenstellen" ZNA im Zweifel kräftig gespart. Dies kann durch eine adäquate Refinanzierung der erbrachten Leistungen sicher zum Teil umgangen werden.

6. Welches Konfliktpotential birgt in Ihren Augen die deutsche Rechtsprechung mit Blick auf arzthaftungsrechtliche Fragen?

Der „Facharztstandard" ist der dazu am meisten gedehnte Begriff: die DGAI zum Beispiel hat vor einigen Jahren in einer Stellungnahme festgelegt, dass der Chefarzt bereits nach 6 monatiger Tätigkeit in der Anästhesie einem jungen Arzt bescheinigen kann, dass er im Notfall Narkosen „auf Facharztniveau" durchführen kann und damit alleine im Haus Dienst tun kann. Folglich wird dieser Standard in kaum einer Klinik überhaupt noch angestrebt: in Berliner Notaufnahmen werden 92% der Patienten von nicht-Fachärzten behandelt.

Neben der Frage, wer die Behandlung abschließend durchführt, ist die nächste Frage, wer die Behandlung überhaupt beginnt: Das „Leitsymptom Thoraxschmerz" hat nach der CharitEM-Studie zu über 80% eine nicht-kardiale Ursache, der Kardiologe ist somit in den allermeisten Fällen der „falsche" Facharzt, wenn eine Patient mit Brustschmerzen in die Notaufnahme kommt.

Für die Polytraumaversorgung ist klar gezeigt, dass es keinen Facharzt für Unfallchirurgie braucht: der Teamleader im Schockraum profitiert nach internationalen Studien nicht von der spezifischen Facharztausbildung, sondern einzig und allein von dem (im ATLS-Course vermittelten) Fachwissen zum Management und von der Anzahl der von ihm geleiteten Schockraumeinsätze.

Somit braucht es dringend einen „Generalisten", der den „Facharztstandard" für Notfallpatienten real werden lässt.

7. Wie schätzen Sie die Notwendigkeit von **Verfügbarkeit** und **Nutzung** von 12-Kanal-EKG und prähospitaler Thrombolyse auf Notfalleinsatzfahrzeugen als Voraussetzung für eine leitliniengerechte Diagnostik und Therapie bei Verdachtsdiagnose Myokardinfarkt (AMI / APS / STEMI) am Notfallort ein?

Prähospitales 12-Kanal-EKG: zwingend erforderlich!!! (jedoch ist die Ausbildung der Notärzte zum Teil erheblich verbesserungswürdig: alleine in den letzten vier Wochen 3 nicht erkannte STEMI und eine nicht erkannte VT, von anderen Fehlinterpretationen ohne Auswirkung abgesehen)

Prähospitale Lyse: Nur dort, wo PCI-Zentren >45 Fahr-/Flugminuten entfernt. Bei uns vor Ort praktisch nur für Lungenembolien verwandt. Dabei zu beachten, dass die PCI-Zentren zur Abnahme und unmittelbaren Versorgung von akuten Infarkten rund um die Uhr gezwungen werden (bei uns werden, da nur ein Tisch, ggf. diagnostische Prozeduren unterbrochen).

8. Wie bewerten Sie die Sinnhaftigkeit (Kosten-Nutzen-Aufwand) einer bundesweiten empirischen Status-Quo-Datenerhebung zu den Rahmenbedingungen des deutschen Rettungswesens (Infrastruktur, Ausbildung und Einsatzfrequenz ärztliches und nichtärztliches Personal, Versorgungsqualität etc.) für eine derzeit nicht existierende einheitliche Analyse und somit möglichen Einschätzung der Notwendigkeit zur Etablierung der Notfallmedizin als eigene Fachdisziplin und die damit verbundene Einführung des Facharztes für Notfallmedizin?

(…) das klingt wie die Vorbereitung der nächsten Studie....
Zum einen: ja, ein einheitliches Bild des Rettungsdienstes in D wäre unbedingt wünschenswert, um Schwachstellenanalysen durchführen zu können. Dies trifft neben dem Bereich Strukturqualität (Wachen, Fahrzeuge, Standorte, Hilfsfristen, ...) auch die Bereich Qualifikation, Erfahrung, medizinische Maßnahmen, Patientensicherheit, Versorgungsqualität bei Tracer-Diagnosen, etc..
Der Facharzt für Notfallmedizin wird nicht der „Notarzt von Morgen" sein, sondern primär der Arzt der Notaufnahme. Im Rettungsdienst werden wir meiner Einschätzung nach zukünftig, bei Umsetzung des Notfallsanitätergesetzes, viel weniger Ärzte brauchen. Umso dringender brauchen wir sie in den ZNAs.

9. Möchten Sie die Kurzbefragung um einen oder mehrere Ihnen wichtige Aspekte ergänzen?

International erleben wir im Moment in der Notfallmedizin zwei erstaunliche Dinge: mehr und mehr Länder für einen Facharzt für klinische Notfallmedizin ein und: England, als das erste Land, das den Facharzt für Notfallmedizin einführte, führt nun eine Subspezialisierung in präklinischer Notfallmedizin ein, mit dem Ziel, ein landesweites Notarztsystem zu schaffen.
Die deutsche Notfallmedizin hinkt in der klinischen Versorgung in den Notaufnahmen um Jahrzehnte hinterher, in der präklinischen Versorgung haben wir weit über 40 Jahre Erfahrung, aber sind akademisch so schlecht aufgestellt, dass erst Forschungsergebnisse aus England, den USA und Australien aus den letzten 10 Jahren Evidenz liefern konnten, dass ein Arzt an der Einsatzstelle einen Unterschied

macht. Es ist Zeit für eine Änderung, für eine Professionalisierung und eine Akademisierung der Notfallmedizin im klinischen und präklinischen Sektor!

Name bzw. Anonymisierungswunsch:
Dr. med. Thomas Plappert

Position / Titel / Fachdisziplin:
Oberarzt, Facharzt für Innere Medizin/Notfallmedizin, Leitender Notarzt,
Sana Hanseklinikum Wismar

Berufserfahrung (Jahre):
Rettungsdienst (als Rett.-San. auf RTW und NEF) seit 1993,
ärztliche Tätigkeit seit 2004

Einsatzort / Tätigkeitsfeld:
Oberarzt der Zentralen und Interdisziplinären Notaufnahme,
stv. Ärztlicher Leiter Rettungsdienst

Anhang 4 – 9

1. Seit wann sind Sie in der Notfallmedizin bzw. Ihrem jetzigen Beruf tätig und mit welchen Hauptproblemen sehen Sie sich derzeit in Ihrem Berufsfeld am stärksten konfrontiert?

- 1993
- mit Umstellung auf G-DRG Notarztdienst / Rettungswesen in Klinik nicht mehr „abgebildet", daher zunehmend nur noch über Freelancer

2. Können Sie mir spontan Gründe nennen, warum der Facharzt für Notfallmedizin unbedingt eingeführt oder aber keinesfalls eingeführt werden sollte?

Gründe gegen Einführung: interdisziplinärer Charakter und Notfallmedizin integraler Bestandteil der großen Fachfelder; der Facharzt löst keine Personal / Org.Probleme

3. Wie schätzen Sie derzeit Ausbildungsniveau der Notfallmediziner und Einsatzrealität der ärztlichen Versorgung notfallmedizinischer Patienten ein?

Zunehmender Qualitätsverlust, da vielen Kollegen die Anbindung an die Klinik und regelmäßige Fortbildung fehlen (gefühlt werden schwerstkranke Pat. häufiger unterversorgt, z. B. Verzicht auf indizierte Intubation etc.)

4. Stellt der EUSEM Curriculum, d.h. die Forderung seitens der DGINA zur Etablierung eines Facharztes für Notfallmedizin, in Ihren Augen eine geeignete oder keine geeignete Option dar, neben der Vermittlung von medizinischem Wissen und manuellen Fertigkeiten, Notfallmedizinern gezielt zusätzliche Kompetenzen zu vermitteln und somit besser zur Entwicklung einer Sicherheitskultur im akutmedizinischen Arbeitsumfeld beizutragen? Bitte nennen Sie mindestens drei Gründe.

- Siehe oben: Ressourcen- und Organisationsproblem darüber nicht lösbar
- Qualifikation i.R. der Zusatzqualifikation bietet ausreichend Möglichkeiten zur Vermittlung von Fähigkeiten u. Kompetenzen
- Interdisziplinarität wird leiden

5. Inwieweit korreliert die Etablierung der Notfallmedizin als eigene Fachdisziplin mit der Reformierung des Abrechnungssystems für ambulante und hospitalisierte Notfallpatienten (eigene EBM / OPS bzw. DRG)?

Bisher nicht erkennbar.

6. Welches Konfliktpotential birgt in Ihren Augen die deutsche Rechtsprechung mit Blick auf arzthaftungsrechtliche Fragen?

- Diagnostik und Therapie bisher unter Arztvorbehalt → Delegation schwierig, da auch bei Einsatz der Telemetrie unmittelbares Eingreifen aus räumlicher Distanz unmöglich
- Entscheidungen und Maßnahmen häufig zeitkritisch und vital → wer haftet in welchem Umfang bei Fehlern?

7. Wie schätzen Sie die Notwendigkeit von **Verfügbarkeit** und **Nutzung** von 12-Kanal-EKG und prähospitaler Thrombolyse auf Notfalleinsatzfahrzeugen als Voraussetzung für eine leitliniengerechte Diagnostik und Therapie bei Verdachtsdiagnose Myokardinfarkt (AMI / APS / STEMI) am Notfallort ein?

- sehr wichtig; besonders in der Fläche, Katheterlabor u. U. nicht im entsprechendem Zeitintervall zu erreichen. Bei erheblicher liegenduntauglicher Instabilität, lange Transportwege kritisch, Verwendung Lyse gelegentlich hilfreich.

8. Wie bewerten Sie die Sinnhaftigkeit (Kosten-Nutzen-Aufwand) einer bundesweiten empirischen Status-Quo-Datenerhebung zu den Rahmenbedingungen des deutschen Rettungswesens (Infrastruktur, Ausbildung und Einsatzfrequenz ärztliches und nicht-ärztliches Personal, Versorgungsqualität etc.) für eine derzeit nicht existierende einheitliche Analyse und somit möglichen Einschätzung der Notwendigkeit zur Etablierung der Notfallmedizin als eigene Fachdisziplin und die damit verbundene Einführung des Facharztes für Notfallmedizin?

- Datenerhebung zwingend notwendig
- um Entscheidungen fundiert treffen und begründen zu können, muss ich die Ist-Situation valide einschätzen können und den Erfolg von Interventionen messen können, sonst Kontrolle unmöglich

9. Möchten Sie die Kurzbefragung um einen oder mehrere Ihnen wichtige Aspekte ergänzen?

Name bzw. Anonymisierungswunsch:

Dr. Stefan Polozek

Position / Titel / Fachdisziplin:

Ärztlicher Leiter des Rettungsdienstes der Berliner Feuerwehr

Facharzt für Anästhesiologie und Intensivmedizin

Berufserfahrung (Jahre):

21 Jahre

Einsatzort / Tätigkeitsfeld:

Städtisches Klinikum

1. Seit wann sind Sie in der Notfallmedizin bzw. Ihrem jetzigen Beruf tätig und mit welchen Hauptproblemen sehen Sie sich derzeit in Ihrem Berufsfeld am stärksten konfrontiert?

Notfallmedizin seit 1997, Arzt seit 2004, Chefarzt in aktueller Position seit 2012
Hauptprobleme: Fehlende Synergieeffekte/ ineffizienter Ressourceneinsatz durch unzureichende Vernetzung an der Schnittstelle der sektorspezifischen Handlungsfelder in der Notfallmedizin. Mangelhafte Finanzierung besonders der klinischen Notfallmedizin, z.T. der ambulanten Notfallversorgung im KV-Bereitschaftsdienst, zunehmendes Problem - aber noch am schwächsten ausgeprägt - im Rettungsdienst. Fehlende fachliche Ausbildung/ Qualifikation in der klinischen Notfallmedizin, z.T. auch KV Bereitschaftsdienst

2. Können Sie mir spontan Gründe nennen, warum der Facharzt für Notfallmedizin unbedingt eingeführt oder aber keinesfalls eingeführt werden sollte?

Pro Einführung: Kontinuierliche Ausbildung in den Handlungsfeldern der klinischen Notfallmedizin, insbesondere in jenen, die nicht in der Weiterbildung der etablierten Fachrichtungen enthalten sind. Karriereperspektive und Personalentwicklung der Ärzte, die kontinuierlich in Notaufnahmen arbeiten, schafft berufliche Zufriedenheit, Mitarbeiterbindung und Kompetenz. Weiterhin lehnen Ärzte der Fachabteilungen die Bearbeitung eines regelmäßig anfallenden Anteils der Aufgaben der klinischen Notfallversorgung ab. Diese Lücke muss geschlossen werden. Die Weiterentwicklung der klinischen Notfallmedizin gelingt nur mit Personal, welches kontinuierlich und qualifiziert in Notaufnahmen eingesetzt wird.

3. Wie schätzen Sie derzeit Ausbildungsniveau der Notfallmediziner und Einsatzrealität der ärztlichen Versorgung notfallmedizinischer Patienten ein?

Das Ausbildungsniveau ist derzeit größtenteils beschränkt auf die Handlungsfelder der etablierten Fachabteilungen, am häufigsten im Einsatz sind Ärzte mit wenigen Jahren an Weiterbildungszeit. Differentialdiagnosen werden insbesondere von jungen oder auch unmotivierten älteren Ärzten bei über die eigene Fachabteilung hinaus gehenden Diagnosegruppen oft nicht erkannt bzw. deren Bearbeitung abgelehnt. Daraus ergibt sich in den Behandlungsverläufen für die Patienten ein unnötig hohes gesundheitliches Risiko mit teils vitalbedrohlichen Zuständen.

4. Stellt der EUSEM Curriculum, d.h. die Forderung seitens der DGINA zur Etablierung eines Facharztes für Notfallmedizin, in Ihren Augen eine geeignete oder keine geeignete Option dar, neben der Vermittlung von medizinischem Wissen und manuellen Fertigkeiten, Notfallmedizinern gezielt zusätzliche Kompetenzen zu vermitteln und somit besser zur Entwicklung einer Sicherheitskultur im akutmedizinischen Arbeitsumfeld beizutragen? Bitte nennen Sie mindestens drei Gründe.

Geeignete Option zur Vermittlung folgender Kernkompetenzen mit Alleinstellungsmerkmal:

a) Massenversorgung: Den Übergang von Individualmedizin zur Krisenbewältigung kompetent umzusetzen vermag nur der Notfallmediziner (z.B. Crowding ZNA, MANV Präklinik, KatSchutz interne und externe sowie traumatologische/ internistische Lagen im Krankenhaus)

b) Disposition der Patienten nach der Notfallversorgung: Die umfassende Kenntnis vieler Krankheitsentitäten sowie aller ambulanter und stationärer Behandlungsoptionen im Umfeld erhöht die Patientensicherheit und wird zur Kostenreduktion im Gesundheitswesen beitragen.

c) Patientenführung: Die Routine im Umgang mit Notfallsituation schafft Ruhe und Besonnenheit in der Notfallversorgung und wirkt sich positiv auf die emotionale Situation des Notfallpatienten aus und ermöglicht bzw. verbessert die Steuerungsfähigkeit der Patienten. Kommunikationskompetenzen sind im EuSEM Curriculum enthalten.

5. Inwieweit korreliert die Etablierung der Notfallmedizin als eigene Fachdisziplin mit der Reformierung des Abrechnungssystems für ambulante und hospitalisierte Notfallpatienten (eigene EBM / OPS bzw. DRG)?

Eine eigene Fachrichtung würde im aktuellen Abrechnungssystem die Möglichkeit schaffen, eine fachabteilungsspezifische Pauschale für vorstationäre Abrechnungen zu etablieren. Diese könnte für alle Patienten, die weder eindeutig dem ambulanten noch dem vollstationären Bereich zugeordnet werden können, als kostendeckende Vergütungsform zur Anwendung kommen. Spezielle EBM-Ziffern könnten ebenso etabliert werden, allerdings scheint dies momentan keine Option, da Krankenhäuser nicht an der Gestaltung des EBM beteiligt werden. Auf den DRG-Bereich hätte ein FA Notfallmedizin keinen Einfluss.

6. Welches Konfliktpotential birgt in Ihren Augen die deutsche Rechtsprechung mit Blick auf arzthaftungsrechtliche Fragen?

Kaum ein Krankenhaus in Deutschland hält alle Fachdisziplinen vor. Krankenhäuser, die viele Fachdisziplinen vorhalten, können dennoch nicht zu jeder Zeit Fachärzte aller vorhandenen Disziplinen vorhalten. Die hier regelmäßig vorhandenen Versorgungslücken bergen ein massives Haftungsrisiko für Krankenhäuser. Der Facharzt für Notfallmedizin stellt daher aus haftungsrechtlichen und Kosten-Aspekten eine ideale Lösung dar, da er mit lediglich einer Dienstreihe (Schichtsystem in großen ZNA, Bereitschaftsdienst in kleinen ZNA) alle medicolegalen Mangelzustände der Notfallversorgung kostengünstig abstellt.

7. Wie schätzen Sie die Notwendigkeit von Verfügbarkeit und Nutzung von 12-Kanal-EKG und prähospitaler Thrombolyse auf Notfalleinsatzfahrzeugen als Voraussetzung für eine leitliniengerechte Diagnostik und Therapie bei Verdachtsdiagnose Myokardinfarkt (AMI / APS / STEMI) am Notfallort ein?

12-Kanal-EKG zwingend erforderlich zur Auswahl der geeigneten Zielklinik. Lyse immer notwendig bei Reanimationen vor dem Hintergrund eines ACS oder einer LAE.

8. Wie bewerten Sie die Sinnhaftigkeit (Kosten-Nutzen-Aufwand) einer bundesweiten empirischen Status-Quo-Datenerhebung zu den Rahmenbedingungen des deutschen Rettungswesens (Infrastruktur, Ausbildung und Einsatzfrequenz ärztliches und nichtärztliches Personal, Versorgungsqualität etc.) für eine derzeit nicht existierende einheitliche Analyse und somit möglichen Einschätzung der Notwendigkeit zur Etablierung der Notfallmedizin als eigene Fachdisziplin und die damit verbundene Einführung des Facharztes für Notfallmedizin?

Der Facharzt für Notfallmedizin kommt nicht primär in der präklinischen Rettung zum Einsatz sondern stellt das Ziel jedes Rettungseinsatzes in der Notaufnahme dar. Da bei Einführung des FA zunächst ein Mangel herrschen wird, muss die ZB Notfallmedizin für die Präklinik zunächst genügen. Als Perspektive scheint mir der gut qualifizierte Notfallsanitäter in der Präklinik regelmäßig ausreichend. Der Facharzt für Notfallmedizin könnte zukünftig bei speziellen Einsätzen präklinisch hinzugezogen werden: z.B. lange Behandlung vor Ort, Massenanfall (Beispiel Großbritannien). Diese Einsätze wären aber deutlich seltener als Notarzteinsätze heutzutage. Der zunehmende Mangel an Notärzten fördert bereits diese Entwicklung. Die Verknüpfung von präklinischer und klinischer Notfallmedizin mit gemeinsamem ärztlichem Personalpool scheint erfolgskritisch für das Weiterbestehen und die Fortentwicklung der Notfallmedizin in Deutschland.

9. Möchten Sie die Kurzbefragung um einen oder mehrere Ihnen wichtige Aspekte ergänzen?

Die Versorgung von Notfällen aller bisherigen Fachgebiete muss zukünftig an jedem Krankenhaus, was an der Notfallversorgung teilnimmt, sichergestellt sein. Rund 30-50% der Patienten stellen sich selbst in Notaufnahmen vor und wären auch zukünftig nicht in der Lage, eine Diagnose zu stellen und anhand dieser ein Krankenhaus mit Vorhaltung der geeigneten Fachrichtung auszuwählen. Ähnliches gilt weniger stark ausgeprägt für Rettungsdienstmitarbeiter. Daher muss jede Notaufnahme, die in die Rettungsketten eingebunden ist, Fachärzte stellen, die JEDEN Notfall behandeln können und falls notwendig danach das geeignete Krankenhaus im Umfeld auswählen. Die Vorhaltung solcher Fachärzte ist wesentlich kostengünstiger als die Vorhaltung von Fachärzten jeder Disziplin des Krankenhauses und schafft zudem Kompetenzen in Handlungsfeldern, die entweder nicht in Form von Fachabteilung an den einzelnen Krankenhäusern vorgehalten werden bzw. selbst in vorgehaltenen Fachabteilungen nicht abgebildet werden können (siehe Punkt 4).

Name bzw. Anonymisierungswunsch:
Dr. Timo Schöpke, MBA

Position / Titel / Fachdisziplin:
Chefarzt Innere Medizin, Intensivmedizin, Notfallmedizin, Vivantes Klinikum

Berufserfahrung (Jahre):
7 Jahre Rettungsdienst zzgl. 6 Jahre Notarztdienst,
3 Jahre Kassenärztlicher Bereitschaftsdienst, 10 Jahre klinische Notfallmedizin,
insgesamt 17 Jahre

Einsatzort / Tätigkeitsfeld:
(aktuell) Zentrale Notaufnahme und Kurzaufnahmestation (INKA)

Anhang 4 -11

1. Seit wann sind Sie in der Notfallmedizin bzw. Ihrem jetzigen Beruf tätig und mit welchen Hauptproblemen sehen Sie sich derzeit in Ihrem Berufsfeld am stärksten konfrontiert?

- Tätigkeit in der Notaufnahme seit 2006
- Problematik: fehlende Wahrnehmung der derzeitigen Erfordernisse von Notaufnahmen durch die gesellschaftlichen/ gesundheitspolitischen Rahmenbedingungen sowohl berufspolitisch als auch klinikintern:
  - o Fehlende Ausbildungskonzepte: Finanzierung nur möglich, wenn ministeriell- oder durch Ärztekammern explizit gefordert
  - o Klare Rahmenstrukturen Aufgabenbereich Notaufnahme (Sollbruchstelle ZNA : fehlendes Aufnahme- Entlassmanagement innerklinisch, defizitäre ambulante Versorgungsstrukturen
  - o Kompetenz Definitionen im medizinischen Bereich (wer hat das sagen wann?)
  - o Generierung eines attraktiven Arbeitsumfeldes (hohe Wochenendbelastung, Schichtdienst, undulierende Stresslevel etc.)- Personalakquise

2. Können Sie mir spontan Gründe nennen, warum der Facharzt für Notfallmedizin unbedingt eingeführt oder aber keinesfalls eingeführt werden sollte?

Zwingend erforderlich:

- Ausbildung muss symptomkonzentriert sein, nicht Diagnose basierend
- Notfallmediziner als Filterfunktion, differentialdiagnostische Evaluierung
- Filterfunktion bedeutet nicht fachspezifische Expertise und fachspezifische Behandlung- dies bleibt den Fachabteilungen vorenthalten
- Derzeit Ausbildung nur durch ein Konglomerat an Einzelermächtigungen möglich, daher Abhängigkeitsverhältnis zu anderen Fachabteilungen
- Wahrnehmung / Gelichberechtigung zu anderen Fachdisziplinen
- Zukunftsperspektive Ausbildungsassistenten

3. Wie schätzen Sie derzeit **Ausbildungsniveau** der Notfallmediziner und **Einsatzrealität** der ärztlichen Versorgung notfallmedizinischer Patienten ein?

- Geringer Anteil gut ausgebildeter präklinischer sowie innerklinischer Notfallmediziner
- Inzwischen zu viele Spezialisten- keine Generalisten (Weiterbildungsordnung und Aufstellung der Kliniken zunehmend fachspezialisiert- Zentrenbildung etc.)

4. Stellt der EUSEM Curriculum, d.h. die Forderung seitens der DGINA zur Etablierung eines Facharztes für Notfallmedizin, in Ihren Augen eine geeignete oder keine geeignete Option dar, neben der Vermittlung von medizinischem Wissen und manuellen Fertigkeiten, Notfallmedizinern gezielt zusätzliche Kompetenzen zu vermitteln und somit besser zur Entwicklung einer Sicherheitskultur im akutmedizinischen Arbeitsumfeld beizutragen? Bitte nennen Sie mindestens drei Gründe.

Die Inhalte des EUSEM Curriculums müssen zwingend die Basis eines Ausbildungskonzeptes bilden. Hier ist es egal ob über DGINA oder über andere Zusatzqualifikationen der Landesärztekammern.

5. Inwieweit korreliert die Etablierung der Notfallmedizin als eigene Fachdisziplin mit der Reformierung des Abrechnungssystems für ambulante und hospitalisierte Notfallpatienten (eigene EBM / OPS bzw. DRG)?

Die Leistungen zur Abklärung von Patienten in der ZNA sind nicht ausfinanziert.
De facto fallen pro Patient Vorhaltekosten von ca. 120€ an. Mittels der vorstationären Abrechnung § 115a könnten diese Kosten abgedeckt werden, d.h. die Einführung einer „Abklärungspauschale" auch ohne Einweisungsschein durch einen Niedergelassenen wäre sinnvoll (wie bereits in ´Nordrheinwestfalen).

6. Welches Konfliktpotential birgt in Ihren Augen die deutsche Rechtsprechung mit Blick auf arzthaftungsrechtliche Fragen?

Facharztstandard: fachspezifische Fragestellungen müssen durch Konsilari abgedeckt werden, Ausbildungsassistenten benötigen immer einen Kollegen mit Facharztstandard im Vordergrunddienst.

7. Wie schätzen Sie die Notwendigkeit von **Verfügbarkeit** und **Nutzung** von 12-Kanal-EKG und prähospitaler Thrombolyse auf Notfalleinsatzfahrzeugen als Voraussetzung für eine leitliniengerechte Diagnostik und Therapie bei Verdachtsdiagnose Myokardinfarkt (AMI / APS / STEMI) am Notfallort ein?

In meinen Einsatzbereichen (Landkreis Oderspree, Märkisch- Oderland, Frankfurt (Oder) sehr gut!

8. Wie bewerten Sie die Sinnhaftigkeit (Kosten-Nutzen-Aufwand) einer bundesweiten empirischen Status-Quo-Datenerhebung zu den Rahmenbedingungen des deutschen Rettungswesens (Infrastruktur, Ausbildung und Einsatzfrequenz ärztliches und nicht-ärztliches Personal, Versorgungsqualität etc.) für eine derzeit nicht existierende einheitliche Analyse und somit möglichen Einschätzung der Notwendigkeit zur Etablierung der Notfallmedizin als eigene Fachdisziplin und die damit verbundene Einführung des Facharztes für Notfallmedizin?

Sehr sinnvoll!!!!

9. Möchten Sie die Kurzbefragung um einen oder mehrere Ihnen wichtige Aspekte ergänzen?

Name bzw. Anonymisierungswunsch:
Dr. Petra Wilke

Position / Titel / Fachdisziplin:
Chefärztin Zentrale Notaufnahme Klinikum Frankfurt (Oder)
Ärztliche Leiterin Rettungsdienst

Berufserfahrung (Jahre):
23 JAHRE

Einsatzort / Tätigkeitsfeld:
ZNA; Rettungsdienst boden- luftgebunden

Anhang 4 – 12

1. Seit wann sind Sie in der Notfallmedizin bzw. Ihrem jetzigen Beruf tätig und mit welchen Hauptproblemen sehen Sie sich derzeit in Ihrem Berufsfeld am stärksten konfrontiert?

Teilnahme an der Notfallmedizin seit über 35 Jahren, ärztlich tätig seit 27 Jahren.
Seit 2010 bin ich als kaufm. Leiter eingesetzt.

Größte Probleme im Bereich Notaufnahme:
1. Ökonomische Orientierung der Klinikleitung führt primär zu Personalreduktion, die ohne vorherige Umsetzung von prozessualen Verbesserungen durchgesetzt werden.
2. Schwierige Rekrutierung geeigneten Fachpersonals im ärztlichen Dienst, hoher Anteil von „Rotanden"
3. Mangelnde Durchgriffsmöglichkeiten (Weisungsrechte) gegenüber anderen Bereichen

2. Können Sie mir spontan Gründe nennen, warum der Facharzt für Notfallmedizin unbedingt eingeführt oder aber keinesfalls eingeführt werden sollte?

Sollte unbedingt eingeführt werden:
1. **Fachkompetenz:**
   a. Breite der klinischen Notfallmedizin ist groß,
   b. Anzahl der Fälle mit unklarer Symptomatik und unspezifischen Beschwerden ist hoch
   c. Spektrum umfasst außer Ersteinschätzung, Akutdiagnostik, Behandlung auch die Bewältigung außerordentlicher Lagen (Großschadensfall, K-Schutz, Terror), d.h. Organisationskompetenz ist wichtig!
2. **Patientensicherheit und Haftungsrisiko:**
   a. Leitsymptom gibt nicht zwingend Fachgebiet vor
   b. Dienst in den Notaufnahmen erfolgt „nebenbei"
   c. Fachärztliche Vorhaltung 24/7/365 in allen Fachdisziplinen ist nicht zu gewährleisten
   d. Haftungsrisiko ist bei zeitkritischen Fällen hoch
3. **Berufliche Perspektive für Ärztinnen und Ärzte in der Notfallmedizin**
   a. Interesse bei Weiterbildungsbeginn generell hoch

b. Zunehmende Spezialisierung mit zunehmender Weiterbildung bedeutet: Notaufnahmen-Zeit = Karriere-Bremse

c. Laufbahn als innerklinischer „Generalist" in Deutschland derzeit noch nicht als erstrebenswert angesehen, Aufstiegschancen derzeit gering

d. Akademische Ausrichtung in Deutschland nicht groß

e. Deutsche Qualifikation „Notfallmedizin" im Ausland nichts wert.

3. Wie schätzen Sie derzeit **Ausbildungsniveau** der Notfallmediziner und **Einsatzrealität** der ärztlichen Versorgung notfallmedizinischer Patienten ein?

Für den Notarztdienst (präklinische Notfallmedizin) existiert in der Regel ein akzeptables Qualifizierungsniveau der teilnehmenden Notärzte/innen. In der klinischen Notfallmedizin stellt sich in vielen Kliniken die Einsatzrealität zusammengefasst noch so dar: „Unbekannter Patient mit unklarer Symptomatik trifft auf unerfahrenen Arzt"

4. Stellt der EUSEM Curriculum, d.h. die Forderung seitens der DGINA zur Etablierung eines Facharztes für Notfallmedizin, in Ihren Augen eine geeignete oder keine geeignete Option dar, neben der Vermittlung von medizinischem Wissen und manuellen Fertigkeiten, Notfallmedizinern gezielt zusätzliche Kompetenzen zu vermitteln und somit besser zur Entwicklung einer Sicherheitskultur im akutmedizinischen Arbeitsumfeld beizutragen? Bitte nennen Sie mindestens drei Gründe.

Das EuSEM-Curriculum stellt eine geeignete Option dar:

1. **Weiterbildungszeit der Facharztkompetenz:** Gefordert nach EuSEM sind mindestens 5 jährige Weiterbildungszeit mit notfallmedizinisch relevanten Inhalten, wobei Innerhalb dieser 5 Jahre mindestens 3 Jahre in einer für die Weiterbildung zugelassenen Notaufnahme gearbeitet werden muss.

2. **Prozess der Weiterbildung:** Steht nicht nur mit den nationalen und institutionellen Bestimmungen überein, sondern berücksichtigt auch die individuellen Bedürfnisse der Weiterzubildenden. Das Curriculum beinhaltet die integrierte und aktualisierte praktische, klinische sowie theoretische Unterweisung und stützt sich auf die Beteiligung des Weiterzubildenden an der klinischen Praxis und die Übernahme von Verantwortung in der Patientenversorgung. Damit wird garantiert, dass der Weiterzubildende die beschriebenen Kernkompetenzen auch tatsächlich erwirbt.

3. **Strukturanforderungen nach dem Curriculum:** Jedes Trainingsprogramm muss entsprechend der EU-Gesetze und UEMS Empfehlungen auf nationaler Ebene anerkannt sein. Ausbilder in Notfallmedizin und Ausbildungsabteilungen

müssen entsprechend den nationalen und europäischen Standards akkreditiert sein.

5. Inwieweit korreliert die Etablierung der Notfallmedizin als eigene Fachdisziplin mit der Reformierung des Abrechnungssystems für ambulante und hospitalisierte Notfall-patienten (eigene EBM / OPS bzw. DRG)?

Die Reformierung der Abrechnungssysteme ist nach meiner Einschätzung unabhängig von der Etablierung einer Facharztqualifikation zu sehen. Die Problematik besteht durch die unterschiedliche Finanzierung der sektoralen Versorgung.

Durch die Diskussion um den Facharzt für Notfallmedizin ist grundsätzlich auch die Finanzierung der Notfallversorgung in Deutschland ins Blickfeld geraten, da die ambu-lant in Notaufnahmen behandelten Patienten über die KV nicht ausreichend gegenfi-nanziert sind und sogar schlechter finanziert werden, als die Patienten im KV-Bereitschaftsdienst. Im DRG-System sind ambulante Leistungen nicht abgebildet.

Die Finanzierungsfrage stellt aus meiner Wahrnehmung jedoch nicht das Hauptanlie-gen dar, welches der Überlegung zur Schaffung einer Facharztqualifikation zu Grunde liegt. Dieses Hauptanliegen ist vielmehr, eine qualitativ bessere medizinische Versor-gung für die Notfallpatienten im Fokus zu haben.

6. Welches Konfliktpotential birgt in Ihren Augen die deutsche Rechtsprechung mit Blick auf arzthaftungsrechtliche Fragen?

Im Gegensatz zur präklinischen notärztlichen Versorgung ist bei der Patientenbehand-lung in einer Klinik laut BGH-Urteil jederzeit der Facharztstandard geschuldet. Dies stellt gerade für die Behandlung von Notfallpatienten ein ernst zu nehmendes haftungs-rechtliches Risiko dar, aus dem sich auch ein relevantes Konfliktpotenzial ergibt, da eine 7/24/365-Vorhaltung aller Fachdisziplinen nicht möglich ist.

7. Wie schätzen Sie die Notwendigkeit von **Verfügbarkeit** und **Nutzung** von 12-Kanal-EKG und prähospitaler Thrombolyse auf Notfalleinsatzfahrzeugen als Voraussetzung für eine leitliniengerechte Diagnostik und Therapie bei Verdachtsdiagnose Myokardin-farkt (AMI / APS / STEMI) am Notfallort ein?

Nach Leitlinie sollte die Verfügbarkeit eines 12-Kanal-EKG's in jedem Notarztwagen gegeben sein und das EKG von jedem Notarzt interpretierbar sein, **um die Diagnose zu stellen,** damit der Patient umgehend in ein Herzkatheterlabor verbracht werden kann! Bei der bestehenden Dichte der Koronarkatheterplätze in Deutschland halte ich die prähospitale Thrombolyse eher für ein seltenes Ausnahmeverfahren.

8. Wie bewerten Sie die Sinnhaftigkeit (Kosten-Nutzen-Aufwand) einer bundesweiten empirischen Status-Quo-Datenerhebung zu den Rahmenbedingungen des deutschen Rettungswesens (Infrastruktur, Ausbildung und Einsatzfrequenz ärztliches und nicht-ärztliches Personal, Versorgungsqualität etc.) für eine derzeit nicht existierende einheitliche Analyse und somit möglichen Einschätzung der Notwendigkeit zur Etablierung der Notfallmedizin als eigene Fachdisziplin und die damit verbundene Einführung des Facharztes für Notfallmedizin?

Aufgrund der föderalen Struktur der Bundesrepublik Deutschland mit unterschiedlicher Ausgestaltung sowohl der Aus- und Weiterbildung des ärztlichen und nichtärztlichen Personals, der differenten Zuständigkeiten je Versorgungssektor, unterschiedlichen Regelungstiefen in den einzelstaatlichen Vorgaben und differenten Rettungsdienstgesetzen, dürfte der mit einer bundesweiten Erhebung verbundene Aufwand extrem hoch sein um allein die IST-Analyse zu komplettieren. Ob damit die Grundlage geschaffen wird, eine für Deutschland allgemein gültige Aussage hinsichtlich der Etablierung eines Facharztes für Notfallmedizin treffen zu können, kann ich nicht beurteilen.

9. Möchten Sie die Kurzbefragung um einen oder mehrere Ihnen wichtige Aspekte ergänzen?

Name bzw. Anonymisierungswunsch:
Dr. med. Werner Wyrwich, MBA

Position / Titel / Fachdisziplin:
Kaufm. Centrumsleiter Ch900téCentrum13
Leiter des Arbeitskreises Interdisziplinäre Notaufnahmen und Notfallmedizin im Auftrag des Vorstands der Ärztekammer Berlin

Berufserfahrung (Jahre):
28 Jahre

Einsatzort / Tätigkeitsfeld:
Universitätsklinik